TRAITEMENT

DU CANCER.

Paris.—Imprimerie de Poussielgue, rue du Croissant-Montmartre, 12.

TRAITEMENT

DU CANCER.

EXPOSÉ COMPLET

DE

LA MÉTHODE DU DOCTEUR CANQUOIN,

EXCLUANT TOUTE OPÉRATION CHIRURGICALE,

suivi

DES MODIFICATIONS QU'IL A APPORTÉES DANS LE TRAITEMENT
ORDINAIRE DES ULCÈRES DE L'UTÉRUS.

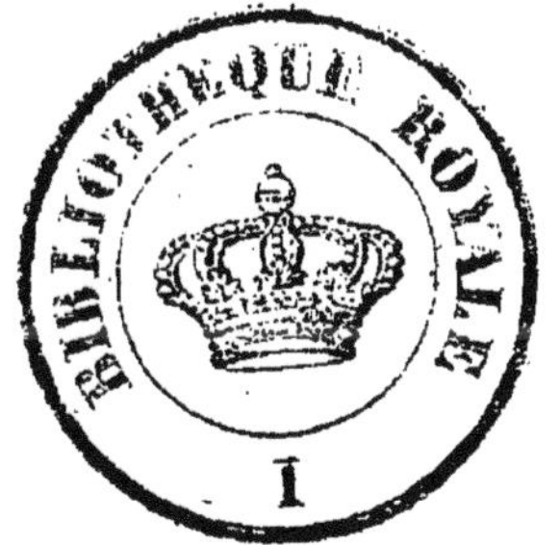

PARIS,

PAGNERRE, ÉDITEUR, RUE BERGÈRE, 17,

CHEZ L'AUTEUR, RUE DU FAUBOURG-MONTMARTRE, 8;

ET CHEZ TOUS LES LIBRAIRES DE MÉDECINE.

—

1836.

AVERTISSEMENT.

Je publie l'exposé complet de ma méthode pour le traitement des affections cancéreuses; cet exposé est le développement des deux mémoires adressés en 1834 et 1835 à MM. les membres de l'Académie de Médecine.

Je crois avoir démoutré par les faits que le chlorure de zinc préparé convenablement est le meilleur caustique que l'on puisse employer pour détruire les tissus dégénérés. — Depuis la publication de mes deux premiers mémoires des cas fort graves, dont le traitement a eu, pour la plupart, d'heureux résultats, m'ont permis d'offrir à mes confrères, qui pourront facilement les vérifier, de nouvelles garanties de la bonté de ma méthode; à cet égard je ne saurais trop le répéter, ce dont les personnes qui me connaissent sont bien convaincues, je l'espère, c'est qu'en faisant tous mes efforts pour la répandre, je ne cours point après une vaine importance :

médecin, je veux faire le bien et porter la conviction dans les esprits.

Je ferai ici une observation.

Il y a des personnes qui, loin de savoir gré de leur zèle aux hommes qui font faire un pas à la science, prennent à tâche de les décourager, soit en ne tenant aucun compte des bons résultats d'une méthode, qu'elles s'empressent de critiquer presque toujours par cette seule raison qu'elle est nouvelle et qu'il leur répugne d'avoir quelque chose de nouveau à apprendre, soit même qu'elles se laissent dominer par un esprit de rivalité peu honorable.

Entre autres reproches que ces personnes ont adressés à mon système de traitement, c'est de n'être pas *infaillible*; je n'ai jamais eu la prétention de le faire passer pour tel : aussi je m'empresse de reconnaître qu'il y a des personnes que je n'ai pu guérir, les unes parcequ'elles étaient en réalité incurables, et que si j'ai consenti à les soigner c'était par pure humanité (n° 14); les autres, par suite de leur indocilité (n° 19); d'autres enfin parcequ'elles avaient elles-mêmes employé la pâte de chlorure de zinc, et par des applications imprudemment répétées avaient ren du leur mal incurable, je cite même, dans la quatrième partie de cet écrit un fait (n° 11, p. 84) où mon traitement a complétement échoué sans que j'aie pu me rendre à moi-même un compte raisonné de cet insuccès. Ma méthode partage le sort de toutes les choses nouvelles et utiles en médecine, depuis le quinquina jusqu'à la lithotritie: elle n'est point infaillible; mais toujours est-il que je puis affirmer sur l'honneur, et que j'affirme en effet, avoir guéri environ les trois quarts des malades que j'ai traités; malades dont la plupart n'eussent obtenu, très certainement, aucun soulagement des méthodes actuellement en vigueur, ou plutôt de la méthode presque exclusive des opérations chirurgicales, dont le succès est si souvent incertain.

J'ai divisé *l'exposé* qui suit en quatre parties.

La première contient des réflexions préliminaires sur les traitements qui ont précédé ma méthode.

La deuxième, l'indication des moyens externes et internes que j'emploie contre le cancer.

La troisième partie a rapport aux modifications que j'ai apportées dans le traitement des ulcères de l'utérus.

Enfin la quatrième renferme les principaux faits de ma pratique, où je cite également les cures que j'ai opérées et les cas, bien moins nombreux, où j'ai échoué, principalement par les raisons que j'ai indiquées ci-dessus.

Je ne terminerai point sans offrir un témoignage public de gratitude à MM. les membres de l'Académie de Médecine, François, Itard Pariset et Amussat, ainsi qu'à plusieurs autres de mes confrères, qui, dans l'intérêt de la science, ont bien voulu suivre ou visiter un assez grand nombre de mes malades afin de pouvoir s'assurer par eux-mêmes de la bonté de ma méthode.

TRAITEMENT

DU CANCER.

PREMIÈRE PARTIE.

RÉFLEXIONS PRÉLIMINAIRES SUR LE CANCER ET LES TRAITEMENTS EN USAGE.

De toutes les maladies chroniques qui affligent l'espèce humaine il n'en est guère de plus redoutable que le cancer, comme il n'en est pas de plus décourageante pour l'homme de l'art. Depuis Hippocrate jusqu'à nos jours on s'est occupé de cette cruelle affection, et malheureusement avec si peu de succès, que non seulement la médecine a échoué dans ses tentatives thérapeutiques, mais qu'elle n'est même point encore parvenue à donner une définition exacte du cancer, ni à connaître la manière dont cette affection naît, croît et se développe au milieu de nos organes.

De tout temps on s'est occupé du cancer et de sa thérapeutique ; mais des efforts nombreux et infructueux paraissaient avoir découragé les praticiens, lorsque, de nos jours, des hommes de zèle et de talent ont compris que sur ce point la science ne pouvait rester dans un affligeant *statu quo*, et qu'il fallait tenter de nouvelles recherches et sur la nature du cancer, et sur la meilleure méthode thérapeutique à lui appliquer. C'est à cette honorable persévérance que nous devons les travaux des docteurs Bayle, Cayol, Rouzet, Ferrus, Récamier, travaux encore incomplets, il est vrai, où le zèle et le talent ont courageusement lutté contre une des plus grandes difficultés de l'art, mais qui cependant font espérer dans un avenir prochain d'heureux résultats pour le soulagement d'une classe nombreuse de malades, destinés autrefois à périr d'une mort lente et cruelle.

Et moi aussi, j'ai été porté à m'occuper du traitement des affections cancéreuses ; mais j'avouerai que ce fut plutôt à un hasard particulier qui, dès mes débuts dans la carrière, me donna parmi mes clients un nombre remarquable de cancéreux, plutôt, dis-je, à un hasard particulier qu'à une volonté personnelle de me livrer à cette spécialité que je dus ma détermination à faire de mon côté des recherches nouvelles sur un mode de traitement plus avantageux et par conséquent plus sûr que le seul qui fût à peu près aujourd'hui en usage, je veux dire l'opération chirurgicale. J'ai annoncé dans deux mémoires précédents adressés aux membres de l'Académie de médecine une nouvelle méthode de traiter les affections cancéreuses par la pâte de chlorure de zinc, méthode qui m'a réussi dans la grande majorité des cas que j'ai eus à traiter; aujourd'hui je viens achever de faire connaître cette méthode, ainsi que les perfectionnements que l'expérience m'a indiqués, et j'en appuie l'exposé d'un nombre suffisant de faits graves destinés à éclairer l'opinion de mes confrères sur un système thérapeutique où tout s'explique et s'enchaîne sans que rien soit donné à l'empirisme, sans que rien surtout soit inspiré par d'autres sentiments que l'amour du vrai et l'intérêt de la science comme de l'humanité.

Il n'est point entré dans mes vues, quand même une pratique active m'en eût laissé le loisir, d'étudier spécialement la nature et la formation du cancer : j'ai couru au plus pressé, c'st à dire aux moyens de trouver un bon système thérapeutique; j'avertis par là mes lecteurs que je m'en suis à peu près tenu à ce que les auteurs ont écrit sur ce sujet (la formation du cancer); je ne déciderai donc pas s'il faut s'en rapporter sur ce point à la théorie ingénieuse et savante de Lecat, ou aux opinions des pathologistes de nos jours sur la formation du cancer. Est-ce à un épaississement, à une concrétion de lymphe? Est-ce à un vice particulier

de ce fluide, à son âcreté ou à la lésion des so-
lides, ou bien encore à une disposition *sui ge-*
neris d'un sujet, ou enfin à l'irritation qu'est due
cette redoutable affection dans le lieu où elle
éclate? Avouons-le, nous l'ignorons encore.
Est-il un pathologiste, depuis Ambroise Paré,
Lapeyronie, Pelletan, jusqu'aux sommités chirurgicales de notre époque qui puisse nous
expliquer d'une manière satisfaisante la formation du squirre? Aucun assurément, et possé-
dassions-nous, dans l'intérêt de la science, cette
théorie, serait-elle bien utile, une fois le tissu
dégénéré établi, pour nous guider dans les recherches d'un traitement qui, selon moi, doit
consister dans ces deux faits : *détruire le tissu*
malade, et modifier profondément l'économie
par un traitement interne approprié.

En conséquence, et avant même de procéder
aux investigations qui m'ont conduit à revenir
aux caustiques, abandonnés de nos jours, et à
essayer d'en rencontrer un qui eût une action
assez puissante pour détruire entièrement les
tumeurs cancéreuses, et, en modifiant les tissus
sous-jacents, assurer une guérison parfaite, je
me suis demandé ce que le cancer me paraissait être, en faisant abstraction de tout ce que
les auteurs ont écrit sur ce sujet ; or, voici la définition que j'ai adoptée et qui, une fois établie,
à servi à me diriger plus tard au milieu de cette
variété d'affections qui, toutes avec une physio-

nomie différente, si l'on peut me passer cette
expression, se rapportent toutes cependant à
un seul genre, réclament un seul traitement,
un traitement principal, modifié toutefois plus
ou moins profondément selon la nature particulière du mal. Cette manière de voir m'a donc
fait rejeter les classifications de quelques auteurs, car elles ne m'ont pas semblé propres à
produire d'autre résultat que celui de rendre
plus confuses les idées des praticiens, obligés
de s'arrêter à des nuances presque insaisissables
et d'hésiter plus ou moins long-temps à classer
une affection où souvent les caractères de plusieurs variétés se trouvent réunis sans que
l'un prédomine sur l'autre ; ces espèces de jeux
de la science m'ont semblé trop peu sérieux en
présence d'une horrible maladie que nous devons chercher à guérir d'abord, quitte à trouver plus tard les classifications les plus satisfaisantes. Selon moi donc (1), tout tissu dégénéré,
quels que soient son aspect et sa consistance, ac-
compagné ou non de douleurs lancinantes, in-
termittentes ou continues, avec ou sans suppuration, mais tendant soit à augmenter de volume, soit à envahir les tissus voisins, ou encore
à les détruire, est une affection cancéreuse qui

______

(1) Il est passé en proverbe chez les médecins que le cancer est aussi difficile à définir qu'à guérir.

toujours reconnaît pour cause une aberration de l'innervation dans les tissus affectés.

Quoique le cancer soit généralement considéré comme une affection chronique, je le divise en chronique et en aigu, en circonscrit et diffus. Je sais que plusieurs praticiens n'admettent pas le cancer aigu; cependant il m'est impossible de partager leur opinion; le grand nombre et la variété d'affection de ce genre qui ont passé sous mes yeux depuis longues années m'ont forcé de reconnaître qu'il est certains cancers dont la marche est tellement prompte et accompagnée d'accidents inflammatoires tellement prononcés, dont la cure est tellement difficile à cause même de ces accidents, qu'on ne peut raisonnablement se refuser à reconnaître en eux l'état aigu; de même que dans les affections herpétiques on voit se développer à certaines époques de l'année, au printemps en général, un caractère d'acuité trop prononcé pour échapper aux médecins observateurs, et que les malades eux-mêmes savent fort bien accuser.

Tous les pathologistes ont reconnu non seulement la distinction des cancers diffus et des cancers circonscrits, mais encore combien la cure des premiers est plus difficile que celle des seconds, et combien sont plus fréquentes leurs récidives; à cet égard la méthode de traitement que j'ai adoptée offre l'avantage de

triompher également des uns comme des autres quand, bien entendu, le mal n'est pas dans
des conditions telles qu'il soit au dessus des ressources de l'art. C'est ici le cas de faire une observation sur laquelle nous ne saurions trop appeler l'attention des médecins et des gens du
monde, surtout lorsqu'il s'agit d'un nouveau
mode de traitement. On semble oublier trop souvent cette triste vérité, c'est que la médecine, pas
plus qu'aucune autre science, ne peut l'impossible: à la divinité seule sont réservés les miracles,
et l'art, à quelque degré de perfection qu'il
parvienne un jour, ne pourra jamais rappeler à
la vie un membre gangréné ni guérir des cancers qui, par leur volume, leur ancienneté,
leur siége et la gravité des désordres produits,
seront toujours au dessus des efforts, je ne dirai pas du plus habile praticien du monde,
mais du mode de traitement le plus rationnel, le
plus parfait et le plus efficace dans le plus grand
nombre de cas.

Pour moi, un système de thérapeutique spécial est bon, non pas parcequ'il réussit sur tous les
sujets qui y sont soumis (c'est, je le répète, une
chose impossible), mais lorsqu'il produit un
plus grand nombre de cures que les modes employés jusqu'au moment de sa découverte. Aujourd'hui je soumets ma méthode aux essais, à
l'examen et à l'appréciation des mes confrères,
afin qu'ils décident et reconnaissent, comme il

convient à de véritables amis de la science et de l'humanité, qu'elle est, sinon parfaite, du moins la meilleure pour traiter et guérir les affections cancéreuses; et je répète que si dans l'immense majorité des cas elle m'a réussi, que si même j'ai guéri par son moyen des cancers dont j'avais moi-même désespéré d'abord, il s'est rencontré des malades, dont je citerai les observations, sur lesquels elle a échoué et que je n'ai pu, malgré mes efforts et mes vœux, arracher à la mort dont ils étaient déjà menacés, avant qu'ils se confiassent à mes soins.

Ainsi que l'expérience de tous les temps l'a prouvé, on reconnaît que les principales causes du cancer sont les chagrins longs et profonds, la suppression des menstrues chez certaines femmes, la répercussion d'affections cutanées, la suppression brusque d'anciens exutoires; Bordeu pensait que les personnes qui, dans leur jeunesse, avaient été atteintes d'affections herpétiques, étaient disposées vers l'âge mûr au développement des cancers; je suis de cet avis, et j'ajouterai qu'on en peut dire autant des individus qui ont été scrofuleux. Du reste M. Récamier a parfaitement indiqué et classé ces causes en les rangeant dans trois espèces de catégories ou conditions physiques, physiologiques et morales du développement des cancers. Je ne saurais mieux faire que de rapporter ici les propres paroles de cet habile médecin. (1)

CONDITIONS PHYSIQUES.

« Toutes les violences locales, même insuffisantes pour déterminer l'état inflammatoire
des organes, peuvent devenir des occasions du
développement du cancer, et surtout lorsque
la disposition locale à cette maladie est fortement prononcée. Les coups, une pression
inégale et douloureuse, les plus légers frotte-
ments, les agents chimiques les plus ordinaires
peuvent avoir un aussi fâcheux résultat chez
les personnes dont les apparences de santé ne
conduiraient pas à le prévoir. »

CONDITIONS PHYSIOLOGIQUES.

« L'action vitale peut faire développer sponta-
nément ou accidentellement les maladies cancéreuses comme modifiées dans les différentes
périodes de la vie ou dans les différents âges,
ces affections survenant plus ordinairement à
une époque de la vie qu'à une autre, ainsi que
sous l'influence de l'âge mûr qui en devient une
cause occasionnelle. »

« Comme altérée chez toutes sortes de sujets,
et à tout âge, par des habitudes de stimulation
ou de commotion des organes, par les produits

(1) *Recherches sur le traitement du cancer et sur l'histoire
de cette maladie*, par M. le professeur Récamier, tome II,
pages 257 et suivantes. Paris 1829.

d'autres maladies, lorsqu'ils sont absorbés, le virus syphilitique, par exemple, produisant la syphilis ou le vice vénérien; par les *produits résorbés* des organes devenus cancéreux, et engendrant des cancers secondaires; par la *cessation des phénomènes physiologiques ou pathologiques habituels, ou périodiques*, comme les règles, les hémorrhoïdes, les migraines, les sueurs des pieds, les accès de goutte, etc., qui sont autant de causes occasionnelles différentes.»

CONDITIONS MORALES.

« L'action morale agit sur l'économie animale de la manière la plus évidente, et il est remarquable, au sujet du développement des maladies cancéreuses, qu'un grand nombre n'ont commencé qu'après que l'organisme a été modifié par les peines, les contrariétés, les frayeurs, les colères ou autres impressions morales fâcheuses, plus ou moins vives et passagères, ou habituelles, etc. »

Je ne terminerai pas ce qui a rapport aux causes prédisposantes du cancer sans répéter qu'en effet les passions tristes, les chagrins prolongés avaient, de l'aveu de presque tous les malades que j'ai traités, précédé l'apparition des affections cancéreuses dont ils étaient atteints; je suis donc porté à en conclure, d'accord avec tous les praticiens qui se sont occupés de cette maladie, que ces chagrins, unis à la vie sédentaire, en sont les causes les plus générales.

La plupart des pathologistes modernes hésitent encore à admettre une *diathèse cancéreuse*, d'autres la reconnaissent : ainsi MM. Bayle et Cayol pensent que la *diathèse est la disposition des tissus à devenir cancéreux*, tandis que MM. Ferrus et Breschet croient que *l'on se paie de mots en se servant de cette expression*, et ajoutent que c'est cette *facilité à admettre une chimère, un être idéal, sans chercher à s'éclairer sur la nature des maladies qui a beaucoup retardé les progrès de la science*.

M. le professeur Récamier admet la diathèse cancéreuse, et il considère les diathèses en général, *comme des susceptibilités congéniales et communes à tous les hommes, sous des conditions données pour chacun d'eux*.

On pourrait faire un volume sur l'existence ou la non existence des diathèses ; il n'entre pas dans mon plan de me jeter dans de pareilles discussions, plus propres à faire briller la sagacité de l'esprit qu'à avancer les progrès de la science ; seulement je dirai que puisque le cancer est très rare chez l'habitant des champs, tandis qu'il est si commun chez ceux des villes, où sur sept individus il en meurt un d'affection cancéreuse, on en doit inférer que l'habitation dans les villes et toutes les habitudes

qu'elle entraîne modifient assez profondément
la constitution, l'idiosyncrasie des individus,
pour que ceux-ci, en très grand nombre, vivent
sous l'influence d'une disposition plus ou moins
prononcée aux maladies de ce genre; peut-être
pourrait-on même dire qu'il en est ainsi pour la
majorité des individus; or cette disposition est-
elle en effet ce que nous entendons communément par la diathèse? mais il me semblerait
plus juste de dire que la *disposition*, la *diathèse*,
n'est point d'abord une cause du cancer, mais
seulement un effet, un résultat de la manière
de vivre, des passions auxquelles sont soumis les
citadins; cet effet devient cause à son tour de
la maladie qui nous occupe.

Ce qui, dit-on, milite le plus en faveur de la
diathèse, ce sont les récidives après guérison
d'un ou même de plusieurs cancers; mais de
quelle maladie ne peut-on arguer ainsi? y aura-
t-il diathèse catharrale parceque certains individus sont sujets à des catharres presque périodiques? Il serait absurde de le penser. On
ne peut nier les récidives des cancers; mais doit-
on s'étonner qu'une femme dont la vie sédentaire, par exemple, une nourriture trop abondante, à l'âge critique des chagrins prolongés,
voie cette cruelle maladie reparaître, si elle
mène la même vie sédentaire, si elle fait les
mêmes écarts de régime, si elle éprouve des
chagrins prolongés depuis la guérison comme

auparavant? n'est-elle pas sous l'influence des mêmes causes, et faut-il avoir recours *à un être idéal*, comme s'expriment MM. Ferrus et Breschet, pour expliquer cette disposition particulière de certains individus à voir repulluler les tumeurs cancéreuses après des opérations bien faites ou des guérisons produites par l'emploi des caustiques.

Je crois donc peu à la diathèse cancéreuse; toutefois je conserverai dans ce mémoire, par respect pour l'habitude, cette expression consacrée en médecine, parcequ'elle semble peindre aux yeux du lecteur cet ensemble de phénomènes qui font reconnaître les personnes affectées de ce mal, avant même d'avoir vu le mal lui-même ; ces phénomènes consistent, comme mes confrères le savent, dans la couleur jaune-paille de la peau, la tristesse du visage, et la maigreur du corps. Au surplus j'ajouterai que j'ai guéri des individus chez qui se rencontraient ces signes d'une manière très prononcée, signes qui avaient entièrement disparu après la cure, de façon que tout paraissait avoir cessé à la fois, maladie et diathèse.

Quant à la cachexie cancéreuse, elle est hors de toute discussion, et n'a rien qui diffère spécialement de cet état de dépérissement général de toute l'économie par lequel se terminent presque toutes les maladies chroniques graves; je n'en dirai donc rien, pas plus que de l'hérédité, qui peut être une prédisposition, mais est fort loin de produire toujours le cancer, si surtout les individus ne sont point exposés aux causes ordinaires qui le produisent. Je ne parlerai pas non plus de l'influence du tempérament; personne n'ignore que le lymphatique y expose davantage : quant au sexe, les femmes y sont plus sujettes, non seulement à cause du trouble que la cessation des menstrues produit dans leur économie, mais aussi à cause de la sensibilité plus vive dont elles sont douées, et de la vie plus sédentaire à laquelle elles sont astreintes par leurs occupations habituelles. Je me hâte d'arriver aux traitements internes et externes.

On n'a pu encore trouver une médication interne appropriée au cancer, et cependant le zèle des praticiens n'a reculé devant aucun essai depuis les lézards gris jusqu'à la ciguë; l'acétate de cuivre, l'arsenic blanc, les carbonate, muriate et tartrate de fer, le muriate de baryte, les saignées fréquentes, l'eau pure, une infinité d'autres agents ont été préconisés par les auteurs pour attaquer à l'intérieur le vice cancéreux, si vice il y a; je n'en dirai rien parceque toutes ces préparations, excepté certains produits ferrugineux, sont tombées dans un juste discrédit; toutefois j'avouerai que j'emploie encore la ciguë sans être bien persuadé de son efficacité; M. le professeur Ré-

camier, dont tous ses confrères reconnaissent
l'habile sagacité, s'est demandé en se rappelant
les travaux et l'opinion de Stork, si l'insuccès
de la ciguë ne tenait pas soit à la manière dont
on l'employait, soit surtout au peu de sévérité
des malades dans le choix et la quantité d'ali-
ments qu'ils prenaient pendant le traitement
par la ciguë; en conséquence il a administré ce
médicament en faisant observer une diète très
sévère, et alors, dit-il, il en a obtenu de bons
résultats. L'opinion de M. Récamier est im-
posante, mais je me permettrai de lui demander si l'amélioration obtenue chez les malades
soumis à ce mode d'administration ne pourrait
pas être attribuée tout aussi bien à la diète
qu'à la ciguë? J'ai dit tout à l'heure que je
n'excluais pas la ciguë, quoique je ne sois pas
très persuadé de son efficacité; on verra d'ailleurs quand je ferai connaître le traitement
interne que je prescris à mes malades, combien
je suis loin de faire abus de ce médicament.
Jusqu'à présent on n'a attaqué avantageusement les affections cancéreuses que par les traitements externes; c'est aussi sur eux que re-
pose la partie principale de ma méthode.

Depuis long-temps le traitement externe du
cancer consistait dans l'emploi de quelques
caustiques et principalement dans les opérations chirurgicales; comme depuis long-temps
aussi les chirurgiens les plus expérimentés

avaient reconnu qu'il fallait renoncer à tout moyen destiné à ramener les tissus dégénérés à leur état normal, force leur avait été de ne s'occuper qu'à les détruire en les brûlant à l'aide des caustiques, ou bien à les enlever par l'instrument tranchant ; mais les caustiques connus jusqu'à nos jours étaient presque toujours insuffisants, soit à cause de la difficulté qu'on éprouve à les manier, soit surtout parcequ'ils n'atteignent pas les tissus malades jusqu'à leur racine ; l'arsenic seul avait été exclu de la proscription générale, sans toutefois pouvoir être employé (à cause des dangers très graves que présente son absorption) sur des tumeurs d'une surface trop étendue ; on en bornait communément l'emploi au traitement de quelques cancers très circonscrits de la peau ; encore ne réussissait-on pas toujours.

L'opération chirurgicale est préférée. L'extirpation par l'instrument tranchant est donc le moyen le plus usité par nos chirurgiens modernes ; mais il offre plusieurs inconvénients ; le premier est la répugnance insurmontable qu'ont beaucoup de malades à s'y soumettre ; le deuxième est le danger de ses suites ; le troisième la fréquence des récidives, fréquence qui résulte surtout dans les cas de cancers diffus de ce que l'instrument n'a pu, en enlevant même exactement les chairs dégénérées, modifier les tissus sous-jacents d'une manière as-

sez énergique pour que ces tissus, quoique sains
en apparence, ne conservent pas une disposition
très marquée à devenir eux-mêmes cancéreux.
Ces diverses considérations, dont l'exposition
seule exclut le développement, me firent poser
à moi-même cette question : La chimie pos-
sède-t-elle un agent caustique assez énergique
pour atteindre les cancers à une grande profondeur et sur une large surface, sans faire
craindre, comme l'arsenic, des accidents toxiques, et dont le résultat soit assez avantageux,
par suite d'une heureuse modification des tissus
sous-jacents, pour que la récrudescence ne soit
pas à craindre après la destruction des tissus
malades.

Dans les deux Mémoires adressés à MM. les
membres de l'Académie de médecine j'ai annoncé que j'avais trouvé tous ces avantages
réunis dans le chlorure de zinc, dès le moment
que j'étais parvenu à le préparer de manière à
remplir parfaitement les différents vœux de la
chirurgie, celui de la destruction des tissus dégénérés, celui de la modification des tissus sous-
jacents, enfin celui d'une préparation telle que
les parties saines voisines ne fussent point attaquées par son action, comme cela arrive avec
quantité d'autres caustiques. C'est ici le lieu de
faire une observation importante ; beaucoup
de médecins pensent que les caustiques n'ont
qu'une seule et même action spécifique, celle

de désorganiser nos tissus en les brûlant; sans doute c'est là leur action principale, mais on se tromperait] fort si l'on croyait qu'ils n'ont que cette propriété : chaque caustique, non seulement détruit à sa manière, mais il modifie encore les tissus d'une manière particulière ; ce mode d'action, qui n'a pas encore été assez étudié, est aussi varié que le sont la durée de la douleur que chacun d'eux fait éprouver, la profondeur où il atteint, la couleur, la dureté des escharres, comme aussi le temps qui s'écoule avant leur chute (durée d'un grand intérêt pour le traitement). Ainsi, telle plaie s'accommodera mieux du nitrate d'argent que du chlorure d'or, telle autre de ce chlorure que du nitrate acide de mercure, etc., etc., etc. (1). C'est ainsi

(1) Avant d'aller plus loin je vais indiquer sommairement le résultat de mes essais sur les caustiques, sans toutefois avoir la prétention d'apprendre rien de nouveau à ceux de mes confrères qui se sont occupés de ces agents.

La manière d'agir des caustiques est loin d'être identique, ainsi que je l'ai dit plus haut; ils diffèrent presque tous par la nature de la douleur, sa durée et sa violence, par la manière dont ils détruisent les tissus, qu'ils atteignent à différentes profondeurs, par la couleur, la consistance et l'épaisseur des escharres qu'ils produisent, par le temps plus ou moins long de la chute de ces dernières, par l'aspect de la cicatrice, enfin par quelques phénomènes qui leur sont particuliers.

De la douleur. —Voici, selon mes observations, l'ordre dans lequel il faut classer les caustiques, selon la progression croissante de la douleur causée par leur application : acide nitrique —nitrate d'argent—potasse caustique—nitrate acide de mer-

qu'après avoir essayé sans aucun succès presque tous ces agents pour le traitement de la dartre

cure—acides sulfurique, muriatique, nitro-muriatique—chlo-rure de zinc—arsenic —sulfate de cuivre—chlorure d'anti-moine. Quant à la durée de la douleur, celle qu'occasionnent l'acide nitrique, le nitrate d'argent, les acides muriatique, sul-furique, nitro-muriatique, est, comme chacun sait, de peu de durée ; la potasse caustique se fait sentir pendant environ deux heures ; le chlorure de zinc cause de la douleur pendant vingt-quatre heures ; enfin les trois derniers, arsenic, sulfate de cui-vre et chlorure d'antimoine, se font vivement sentir pendant environ deux jours. Il est à remarquer que chaque caustique cause une douleur *sui generis*.

Action en profondeur.—Tous ces caustiques trouvent leur application dans la pratique, mais les quatre derniers seuls peuvent être employés dans les affections cancéreuses graves; encore en exceptons-nous l'arsenic à cause de ses accidents toxiques, et le sulfate de cuivre, par l'impossibilité d'en limiter les effets.

Les caustiques dont l'action s'étend moins en profondeur, tels qu'on les emploie ordinairement, sont l'acide nitrique, le nitrate d'argent, le nitrate acide de mercure, les acides sul-furique, muriatique et nitro-muriatique. On sait cependant qu'on peut augmenter leur puissance désorganisatrice en raison de la quantité du caustique que l'on maintient sur les tissus ma-lades, sans toutefois qu'il soit possible de calculer avec préci-sion la profondeur où ils atteignent, ainsi que je le fais avec ma pâte phagédénique ; mais en réalité les caustiques qui agissent le plus profondément sont l'arsenic, le sulfate de cuivre, les chlorures de zinc et d'antimoine.

Des escharres.

L'escharre produite par l'*acide nitrique* est jaune, peu con-sistante et peu épaisse. (1)

Nitrate d'argent : escharre brune sur l'épiderme, blanche sur les plaies, peu consistante et peu épaisse.

(1) Il est bien entendu que cette épaisseur est toujours en raison de la quantité de caustique employé.

rongeante (*lupus*), je n'ai pas été peu surpris
en découvrant que le seul caustique qui réussît

Potasse caustique : escharre noire, demi-coriace et assez
épaisse.

Nitrate acide de mercure : escharre rouge-sanguin sur
l'épiderme, d'un gris-pâle sur les tissus, demi-coriace, épaisseur moyenne.

Acide sulfurique : escharre gris de fer, demi-coriace, épaisseur moyenne.

Acide muriatique : escharre blanche, dure, épaisseur
moyenne.

Acide nitro-muriatique : escharre jaunâtre, demi-coriace,
épaisseur moyenne.

Chlorure d'or : escharre brunâtre.

Chlorure de zinc : escharre blanche; très dure, épaisse.

Arsenic : escharre livide, dure et épaisse.

Sulfate de cuivre : escharre brune, très dure et épaisse.

Chlorure d'antimoine : escharre blanche, molle et épaisse.

Enucléation. — Le temps qui s'écoule depuis le moment de
l'application jusqu'à celui de l'énucléation est pour la plupart de
tous ces caustiques de vingt-cinq à trente jours, à l'exception
du chlorure de zinc, dont l'escharre tombe du douzième au
huitième jour, avantage qu'il est inutile de faire ressortir.

Suppuration. — L'abondance de la suppuration est toujours
en raison de l'énergie du caustique, et sa nature varie, pour
ainsi dire, selon la modification *sui generis* de chaque caustique. Il est aussi à remarquer que les cicatrices produites par
les différentes cautérisations présentent entre elles des diffé-
rences sensibles dans leur aspect, leur nature et leur solidité :
le chlorure de zinc est encore sous ce rapport celui qui offre le
plus d'avantages, ce dont on peut s'assurer en examinant les
cancéreux que j'ai guéris, et chez lesquels on n'aperçoit presque aucune trace d'ulcérations étendues provenant de la destruction des tumeurs cancéreuses.

Phénomènes généraux. — Chaque caustique, après son application, donne lieu, indépendamment de la douleur, à des phénomènes qui lui sont propres, comme personne ne l'ignore, et

complétement dans ce cas était le beurre d'antimoine; de telle sorte que je le regarde comme le véritable spécifique contre ce mal, qui, jusqu'à présent, a si souvent résisté aux efforts de l'art. Ceux de mes confrères qui douteraient de la vérité de cette assertion s'assureront facilement par eux-mêmes que mes expériences ont été bien faites, s'ils veulent essayer l'emploi du beurre d'antimoine, en imitant mon procédé, qui consiste à toucher toute l'étendue des parties affectées avec un pinceau imbibé de chlorure d'antimoine; trois

qui consistent dans une tuméfaction plus ou moins érysipélateuse, dans une sécrétion de sérosités plus ou moins abondante, phénomèn s très prononcés dans l'emploi de la potasse caustique et surtout de l'arsenic.

Ces accidents sont presque insensibles avec le chlorure de zinc, qui, cependant, a cela de commun avec l'arsenic que la fièvre en suit assez souvent l'application; au surplus ce dernier phénomène à lieu avec tous les autres caustiques lorsque la cautérisation est étendue.

Conclusion de cette note.— De mes observations j'ai tiré cette conclusion confirmée plus tard par l'expérience que, de tous les caustiques le chlorure de zinc, je ne saurais trop le répéter, du moment où je pus en faire une pâte susceptible d'être appliquée sur presque toutes les tumeurs cancéreuses, était celui qui offrait le plus d'avantages pour la cure de ces affections par la profondeur calculée d'avance où il peut atteindre, par la sûreté de son action, par la prompte énucléation des escharres, par l'excellent aspect des plaies qu'elles produisent, la qualité de la suppuration, la manière heureuse dont il modifie les tissus, la promptitude de la cicatrisation, enfin par le peu d'intensité des phénomènes généraux qui accompagnent son application.

ou quatre cautérisations pratiquées ainsi, à dix jours d'intervalle, suffisent ordinairement pour opérer la cicatrisation. Deux minutes environ après le contact du caustique j'apaise la douleur au moyen de compresses trempées dans l'eau froide, ce qui transforme le chlorure d'antimoine en un hydrochlorate de ce métal, qui, de la sorte, reste sans action.

Ordinairement je ne fais aucun pansement; quelquefois le pansement consiste à appliquer, soir et matin, des bourdonnets de charpie imbibés d'eau créosotée. Pour traitement interne j'administre les pilules de Plummer pendant un temps proportionné à l'ancienneté de la maladie; on peut aussi faire prendre aux malades quelques purgatifs minoratifs.

En résumé deux seuls moyens sont au pouvoir de la chirurgie pour opérer la guérison des cancers graves; l'emploi des caustiques et l'opération par l'instrument tranchant. Nous avons expliqué succinctement pourquoi les caustiques étaient presque abandonnés de nos jours, et combien peu de chances de guérison assurée offrait l'opération, si redoutée des malades; je viens de dire que le chlorure de zinc est un agent aussi certain qu'énergique pour opérer la cure des cancers, je répéterai ici ce que j'ai avancé dans mon second Mémoire adressé aux membres de l'Académie de médecine :

1° Que le chlorure de zinc, caustique très énergique, est pourtant le moins dangereux de tous ceux employés jusqu'à ce jour pour la destruction des tissus dégénérés ;

2° Qu'il ne résulte de son emploi aucun inconvénient grave ;

3° Que l'escharre qu'il produit tombe du huitième au douzième jour, énucléation remarquablement prompte et d'un grand avantage dans la pratique ;

4° Que ce chlorure modifie si énergiquement les tissus sous-jacents (ce que ne produit pas l'opération chirurgicale), que jamais le cancer ne reparaît, du moins à la même place, et qu'ainsi la guérison est certaine, quand il n'y a pas *diathèse cancéreuse* ou plutôt cachexie, ce qui, malheureusement, n'est pas très rare ;

5° Enfin j'affirme que, préparé et appliqué selon ma méthode, il m'a réussi constamment dans l'immense majorité des cas que j'ai rencontrés depuis douze années que je m'occupe spécialement des affections cancéreuses.

On verra toutefois, quand je parlerai du traitement externe, que si la pâte de chlorure de zinc est le moyen principal que j'emploie, il n'est pas le seul cependant, parcequ'il se présente souvent dans la pratique des circonstances où l'on peut, soit pour éviter de la dou-

leur au malade, soit pour arriver plus promptement encore à la guérison, associer à cet
agent d'autres préparations ou caustiques ou
fondantes dont l'expérience m'a démontré l'u-
tilité ; c'est ainsi que le caustique connu sous le
nom de pâte de Vienne, le chlorure d'or, etc.,
sont souvent utiles ; j'essaie même, dans quelques cas, l'application plus ou moins prolongée
d'emplâtres fondants, quand j'ai lieu d'espérer
obtenir la résolution de certaines tumeurs, afin
d'éviter, autant que possible, aux malades un
traitement par les caustiques; traitement efficace, il est vrai, mais toujours plus ou moins
pénible, plus ou moins douloureux.

Un mot encore avant de passer à la seconde
partie de cet écrit.

Je n'ai point parlé de la compression en ci-
tant les deux seuls moyens que la chirurgie
possède de nos jours pour le traitement des
cancers; je n'ai pas encore suffisamment expé-
rimenté cette méthode nouvelle pour pouvoir
me prononcer pour ou contre, mais je regrette-
rais très vivement que mon silence fût interprété
défavorablement, non seulement au système
compressif, mais encore et principalement aux
travaux si consciencieux de l'honorable M. Récamier, à l'habileté et au zèle persévérant de
qui je rends hommage avec tout le monde mé-
dical.

Je crois la compression utile dans certains

cas, je crois surtout aux succès obtenus par
M. Récamier ; mais je n'ai point établi de parallèle entre le système compressif et ma méthode , parceque je n'ai pas cru être en position
de le faire.

DEUXIÈME PARTIE.

<hr>

TRAITEMENTS EXTERNE ET INTERNE.

Ce fut en 1824 que je commençai à employer le chlorure de zinc et que cette combinaison m'offrit tous les avantages de l'arsenic sans en avoir les inconvénients toxiques, même sur des surfaces très larges ; mais sa grande déliquescence me présenta le double désavantage de le rendre assez difficile à manier, et d'affaiblir son action en le transformant en hydro-chlorate. Je reconnus que, réduit en fragments ou même en poudre, il était impossible de lui assigner des limites, et que de cet inconvénient il pouvait résulter des accidents plus ou moins fâcheux.

Déterminé par les éminentes propriétés de ce caustique, je ne cherchai plus que le moyen d'en perfectionner l'emploi: je conçus alors l'idée d'en faire une pâte, d'abord avec de la gomme, puis avec de la farine; et je pus me convaincre que cette préparation, toute simple qu'elle est, réunit rigoureusement toutes les conditions pour pénétrer dans les tissus, depuis une demi-ligne jusqu'à deux pouces de profondeur; on obtient ce résultat en donnant à la pâte phagédénique plus ou moins d'épaisseur, et en prolongeant plus ou moins son contact; mais elle exige une certaine habitude de la part de celui qui opère.

Cette préparation possède en outre d'autres avantages; elle se conserve plusieurs années sans éprouver la moindre altération et sans perdre de son élasticité; bien plus, elle ne franchit jamais la limite des parties sur lesquelles on l'a appliquée.

Indépendamment de son utilité dans le traitement des cancers, elle offre encore dans la pratique des avantages réels pour les moxas, les cautères et la cautérisation, dans quelques cas de squirrhes du col de l'utérus et de carie des os.

Je vais exposer :

1º La manière dont je prépare la pâte phagédénique;

2º Son mode d'application et les modifications que nécessitent quelques tumeurs cancéreuses.

3º Les cas où son emploi peut être suivi de succès;

4° Les déviations obligées de ma pratique, ordinaire pour certains malades chez lesquels, toute douleur vive devient intolérable ;

5° Enfin le traitement interne approprié.

J'ai pour usage d'employer quatre préparations, dont les trois premières ont une énergie, suivant la progression 3, 2 et 1 ; la quatrième, douée d'une propriété particulière, sera le sujet d'un article spécial.

1re préparation.

Chlorure de zinc une partie, farine deux parties.

2e préparation.

Chlorure de zinc une partie, farine trois parties.

3e préparation.

Chlorure de zinc une partie, farine quatre parties.

4e préparation.

Chlorure de zinc une partie, chlorure d'antimoine une demi-partie, farine deux parties et demie.

Eau commune, de vingt-quatre à trente gouttes pour une once de chlorure.

La préparation de la pâte phagédénique exige le plus grand soin de la part du pharmacien, qui pour bien réussir doit scrupuleusement suivre la règle suivante :

On commencera par réduire le chlorure de zinc en poudre très fine ; on le mélangera immédiatement sur une table avec les proportions de farine indiquées ; ensuite on divisera le mélange en deux parties à peu près égales ; on opérera aussitôt sur l'une d'elles, en y ajoutant vingt-quatre ou trente gouttes d'eau par once de chlorure employé : on triturera peu à peu avec une spatule, jusqu'à ce qu'on ait obtenu une pâte homogène, à consistance de miel, que l'on rendra ensuite plus compacte, en y incorporant peu à peu le reste du mélange de farine et de chlorure de zinc mis en réserve : on aura alors une pâte très consistante, que l'on malaxera pendant quelques instants et que l'on réduira, à l'aide d'un rouleau, en feuillets d'une demi-ligne à quatre lignes d'épaisseur.

La quantité d'eau devra être augmentée proportionnellement aux quantités de farine employées dans les deuxième et troisième préparations.

Quant à la pâte antimoniale n. 4, on la réduira en magdaléons, parceque cette dernière préparation conservant constamment la consistance de cire molle, on pourra toujours lui donner une épaisseur convenable et l'accommoder à la forme de certaines tumeurs cancéreuses présentant des inégalités sur quelques parties de leur surface.

MANIÈRE DE SE SERVIR DE LA PÂTE
PHAGÉDÉNIQUE.

Lorsque les cancers ne sont point ulcérés j'enlève préalablement l'épiderme au moyen d'un vésicatoire, et le lendemain j'applique sur la partie malade un des numéros de pâte convenable à l'épaisseur des tissus que je veux détruire. J'ai également égard à leur peu de vitalité, qui réclame toujours la préparation la plus énergique.

La pâte n. 1, ayant quatre lignes d'épaisseur, appliquée durant un laps de quatre jours, peut produire une escharre d'un pouce et demi à deux pouces.

La pâte n. 1, de trois lignes d'épaisseur, appliquée pendant trois jours, donnera une escharre d'au moins un pouce; la même proportion de deux lignes d'épaisseur déterminera en deux jours une escharre ayant au moins un demi-pouce.

La pâte n. 1, d'une ligne, produira en vingt-quatre heures une escharre de trois lignes.

Enfin la pâte n. 1, d'une demi-ligne, donnera dans le même temps une escharre d'au moins une ligne.

Ces phénomènes se manifesteront ainsi seulement sur des tissus très sensibles et dont la consistance ne s'éloignera pas beaucoup de l'état normal; mais pour les dégénérescences *larda-*

cées et presque fibro-cartilagineuses, les escharres auront à peu près un tiers de moins en épaisseur.

Je fais usage de la pâte n. 2 sur les ulcérations carcinomateuses, sur les cancers très douloureux et qui ont peu d'epaisseur.

J'emploie la pâte n. 3 sur toute espèce d'affections cancéreuses chez les personnes extrêmement nerveuses, qui redoutent une violente douleur ; car cette dernière préparation, en agissant plus lentement que les précédentes, excite peu de douleur.

Enfin je n'emploie la pâte antimoniale que pour les tumeurs cancéreuses bossuées, et qui, à cause de leur forme irrégulière, exigent plus d'action de la part du caustique dans les régions les plus épaisses, et par conséquent plus d'épaisseur relative à la pâte.

Ces préparations, étant appliquées sur une partie dénudée, excitent au bout de quelques minutes une chaleur progressive jusqu'à la sensation d'une brûlure vive ; mais il sera toujours facile d'atténuer cette douleur en faisant prendre, immédiatement après cette application, huit gouttes de laudanum de Rousseau dans un quart de lavement.

Lorsque la pâte a produit son effet on l'enlève et on recouvre l'escharre d'un cataplasme émollient jusquà la chute de cette escharre, qui s'opère du huitième au douzième jour, suivant

son épaisseur. Ensuite on renouvelle les applications du caustique jusqu'à ce qu'on soit parvenu aux tissus sains; après quoi on panse avec
le digestif composé suivant; ou avec des
cataplasmes de farine de riz cuite dans du
lait, jusqu'à guérison, dans le cas de cancers
aigus.

DIGESTIF COMPOSÉ.

Prenez : vin de Madère ou
    de Roussillon,   1 livre.
        Miel de Narbonne ou
          mélasse,   4 onces.
        Huile d'olive.   1 *id.*
        Térébenthine épaisse, 1 *id.*
        Feuilles de roses de
          Provins,   1/2 *id.*

Faites chauffer sur un feu très doux en agitant pendant un quart d'heure; au moment
où commence l'ébullition, retirez du feu et
passez à travers un tamis; puis replacez sur un
feu couvert jusqu'à ce que par une ébullition
très légère le liquide acquière une consistance
sirupeuse, alors ajoutez 4 jaunes d'œufs frais
bien battus, que l'on incorpore avec soin en agitant le mélange pendant cinq minutes, et l'on
retire du feu.

J'emploie de préférence ce digestif aux cérats et aux onguents, parceque j'ai remarqué
avec beaucoup de médecins qu'une infinité de

plaies cancéreuses, bien traitées d'ailleurs, se refusaient à la cicatrisation sous l'influence des corps gras. (1)

Il arrive assez fréquemment que l'on éprouve de la difficulté à cicatriser les plaies cancéreuses : les moyens que l'expérience m'a démontré être les plus convenables sont de très légères cautérisations pratiquées avec le nitrate d'argent, de deux jours l'un, suivies de pansements faits avec des compresses fenêtrées de linge fin, à peine enduites de cérat et recouvertes de charpie sèche : je fais renouveler ces pansements trois fois le jour. M. le professeur Récamier préconise l'onguent de *Stourb,* aidé de la compression.

(1) On peut également se servir de la pommade oxygénée n. 1, d'après ma formule.

Les compresses fenêtrées enduites de cette pommade recouvertes de charpie sèche composent tout le pansement.

Si les chairs étaient trop vives, un peu douloureuses, j'applique pardessus les compresses fenêtrées enduites de pommade oxygénée, un léger cataplasme jusqu'à ce que cette excitation ait cessé complétement. En voici la formule :

Pommade oxygénée.

Axonge,	2	onces.
Huile d'olive,	4	onces.
Acide nitrique à 36°,	2	onces.

Exposez sur un feu doux en agitant de temps en temps, aussitôt que la décomposition de l'acide nitrique commence à s'opérer, ne retirez que lorsqu'il ne se dégage plus aucun gaz et

Dans certaines tumeurs cancéreuses volumineuses et très proéminentes, au lieu d'appliquer
le caustique sur le front de la masse, je me
borne, pour exciter moins de douleur, à la
trancher par la base, que je cerne, à cet effet,
d'un cordon de pâte en forme de collier, ayant
deux lignes de largeur sur quatre d'épaisseur.

Si la masse cancéreuse présentait à son centre
une dépression, on pourrait, au moyen d'un
morceau de la pâte phagédénique roulé en
spirale, la détruire du centre à la circonférence.

Lorsque je vois la possibilité d'attaquer les
cancers de la bouche avec la pâte de chlorure
de zinc, je garnis les parties que je veux pro-
téger contre l'action du caustique de coton
cardé fortement enduit de cérat, et au moyen
de morceaux d'éponge très fine préalablement
mouillés et exprimés, je tamponne de manière à ce que le caustique reste placé sur la
tumeur, et je ménage à l'un des côtés de la
bouche une ouverture pour l'excrétion de la
salive ; car il est de la plus haute importance
de recommander aux malades de ne point avaler
leur salive et de leur en faire connaître out le
danger. Après six ou sept heures d'application,
on enlève l'appareil et l'on fait rincer la bouche

que le mélange goûté n'ait plus de saveur acide , alors décantez ,
agitez jusqu'à réfroidissement, pour empêcher la cristallisation
des acides margarique et sébacique.

avec une légère eau de chaux ou de soude pour décomposer le chlorure de zinc resté sur l'escharre, précaution sur laquelle on doit insister.

Toutes les fois que le mal se trouve situé de manière à ne pouvoir être atteint par la pâte, ce qui arrive assez souvent, je cautérise très énergiquement avec l'acide nitrique saturé de deuto-nitrate de mercure; deux ou trois cautérisations, faites à six ou huit jours de distance, suffisent pour détruire l'épaisseur d'un demi-pouce de tissu carcinomateux.

Une cautérisation énergique est indispensable; car sans cette précaution on augmenterait le mal.

Je suis parvenu à détruire des surfaces squirrheuses fort étendues, qui avaient été long-temps aplaties par la compression méthodique, et même certains squirrhes épais, par la préparation suivante, à laquelle j'ai donné le nom de pommade résolutive.

Prenez pommade oxygénée une once :

Faites fondre à une douce chaleur, et ajoutez sur cette quantité sous-deuto-nitrate acide de mercure trois gros; augmentez alors un peu la chaleur jusqu'à ce qu'il s'opère une décomposition de l'acide nitrique qui suroxygène la pommade et lui associe moléculairement le sel mercuriel. Cette pommade, bien préparée, est très dure et de couleur jaune orangé. (*V*. à la 4e partie le 10e fait.)

J'ai obtenu en deux ou trois mois, et souvent moins, le ramollissement et la suppuration de tumeurs squirrheuses indolentes d'un rouge violacé par des applications de la combinaison suivante, à laquelle j'ai donné le nom d'onguent maturatif.

Prenez infusion acétique d'écorce de garou,

1 once 1/2.

Mélasse,	1 once 1/2.
Huile d'olive,	1 once.
Bile de bœuf,	2 onces.

Mélangez le tout, et faites réduire jusqu'à consistance onguentacée; puis retirez du feu, et ajoutez aussitôt :

Onguent basilicum,	1 once 1/2.
Onguent de la mère,	1 once 1/2.

Mélangez très exactement le tout, et incorporez par once sous-deuto-nitrate de mercure porphyrisé, 1 gros.

CAUSTIQUE DE VIENNE.

Je viens d'exposer les procédés que j'emploie depuis douze années dans le traitement externe des cancers, par la pâte de chlorure de zinc; mais je dois faire connaître les nouvelles préparations caustiques dont j'ai reconnu récemment l'utilité, et qui, soit pour hâter la guérison, soit pour diminuer l'intensité de la douleur, sont devenues de puissants auxiliaires aux moyens précités, je veux parler surtout de *la pâte de Vienne*, caustique anciennement connu mais presque abandonné de la chirurgie française.

La préparation bi-alcaline composée de cinq parties de potasse caustique réduite en poudre dans un mortier de fer chauffé et mélangé avec quatre parties de chaux bien vive, également en poudre, appelée *caustique de Vienne*, doit souvent précéder l'application de la pâte phagédénique de chlorure de zinc, une, deux, trois et même quatre fois, suivant l'épaisseur du tissu dégénéré ; cette pâte de zinc pourra toujours être avantageusement appliquée sur la dernière escharre produite par le caustique de Vienne qu'elle franchit avec une extrême facilité, ce qui à l'avantage de produire infiniment moins de douleur que l'application immédiate sur le vif de la pâte de chlorure de zinc : dans tous les cas possibles on diminuera la douleur en saupoudrant, deux heures avant l'application, une très petite partie de la plaie d'un demi-grain d'hydrochlorate de morphine, et en en secondant l'effet par une potion calmante opiacée prise par cuillerées.

Pour employer le caustique bi-alcalin de Vienne, il faut le délayer avec une petite quantité d'alcool ou d'eau-de-vie, de manière à en former une pâte que l'on applique et maintient sur les parties cancéreuses pendant une heure, en ayant soin préalablement de les bien circonscrire avec du diachylum gommé épais et formant digue.

La couche de cette pâte devra toujours être d'une à trois lignes, jamais plus; car l'excédent serait en pure perte et sans action aucune. Les escharres obtenues n'auront jamais que deux à quatre lignes d'épaisseur; mais un phénomène remarquable et immédiat c'est le ramollissement de la tumeur, bien au-delà de l'action du caustique : le lendemain on la trouve déprimée et plus molle, de sorte qu'au fur et à mesure que les applications se succèdent ce phénomène devient plus sensible; je l'attribue au dégorgement local qui est excessif et qui, pour empêcher l'inondation, exige toujours la présence de l'opérateur, lequel doit, au moyen d'un peu de farine placée pardessus la pâte de Vienne, et de petits morceaux d'éponge du volume d'un dez à jouer, combler l'enceinte : par ce moyen les fluides épanchés mêlés avec le caustique sont absorbés, et les éponges elles-mêmes saturées de l'agent phagédénique deviennent aussi désorganisatrices; enfin, après une heure révolue d'action, on enlève lestement tout l'appareil puis on lave à grande eau; le lendemain on coupe autant que possible l'escharre avec des ciseaux recourbés sur le plat, et immédiatement après on procède à une seconde application; mais cette fois le diachylum ne pouvant plus complétement adhérer, on circonscrit la tumeur avec du coton cardé ou avec de l'agaric épais et comprimé au moyen de bandes. Les applications qui suivent la première exigent plus de surveillance; car le caustique filtre souvent sous la digue, ce qui occasionne des brûlures excentriques que l'on doit soigneusement éviter.

Lorsque plus haut j'ai donné mes formules de la pâte de chlorure de zinc j'ai omis à dessein de dire, puisque je n'entretenais point encore le lecteur de la pâte bi-alcaline, qu'après les applications du caustique de Vienne, quand je veux atteindre les tissus malades avec une grande énergie j'emploie une préparation plus puissante encore que le n° 1, en incorporant la plus grande quantité de chlorure de zinc dans la moindre quantité d'eau et de farine possible. Cette préparation est fort douloureuse, et c'est pour ce motif que je ne l'emploie jamais que pardessus les escharres du caustique de Vienne, en calculant et les forces et le courage du malade. Lorsqu'après une ou plusieurs applications de la pâte de Vienne, il me reste peu de tissu dégénéré à détruire; et surtout si j'ai affaire à des sujets nerveux et peu courageux, je me sers de la pâte caustique suivante, qui donne lieu à une douleur progressive peu intense et qui, par cette raison, fatigue à peine les malades; mais les escharres, au lieu de se détacher au bout d'une semaine, ne tombent que du douzième au vingtième jour.

Prenez Sulfure rouge de mercure, 16 parties.

     Sang-dragon pulvérisé,   16 *id.*

     Acide arsénieux,   3 *id.*

     Chlorure de zinc,   3 *id.*

On porphyrise le tout ensemble et on renferme dans des flacons bien bouchés, pour éviter la déliquescence du chlorure de zinc.

Cette poudre, délayée avec une petite quantité de salive ou du blanc d'œuf, à consistance épaisse, forme une pâte que l'on peut appliquer sans danger sur des surfaces étendues, par couches d'une à trois lignes d'épaisseur, suivant la profondeur à laquelle on veut atteindre ; par ligne d'épaisseur de pâte on obtient au moins une ligne d'action en profondeur : on peut de quinze jours en quinze jours renouveller ces applications jusqu'à ce qu'on soit parvenu aux tissus sains.

Sur les affections de la face je n'emploie presque jamais le caustique de Vienne, je débute par la pâte de chlorure de zinc, et autant que possible, je cherche à tout enlever d'un seul coup. Si l'escharre étant détachée, la plaie offre encore un aspect tant soit peu douteux, je détruis et modifie les tissus malades, au moyen du liniment suivant, dont j'imbibe un plumaceau de coton présentant une à deux lignes d'épaisseur et que j'applique immédiatement sur la surface affectée : le lendemain il a produit une escharre pelliculaire qui se détache en quarante-huit heures, j'en répète l'application deux, trois et quatre fois, si besoin est, et je laisse cicatriser en pansant le plus ordinairement avec de la charpie sèche et des bandelettes enduites de cérat ou de pommade oxygénée. L'emploi de ce topique cause peu de douleur.

Prenez chlorure de zinc en poudre, 15 grains.

Triturez peu à peu avec une once d'huile d'olive jusqu'à solution complète ; l'huile alors devient mousseuse et acquiert une belle couleur verte, qu'elle perd après huit jours pour passer au brun clair en conservant ses propriétés.

Dans les très petites tumeurs qui existent sur le bord libre des paupières, comme il serait impossible de mettre en usage les moyens précités, je fais une petite incision cruciale et, après avoir étanché le sang, je place au point d'intersection une très petite quantité d'acide arsénieux pur, délayé avec un peu de salive ; je recouvre toute la tumeur avec une petite croix de Malte en taffetas d'Angleterre, placée avec le plus grand soin ; il en résulte une tuméfaction étendue qui se dissipe en quarante-huit heures, l'escharre se détache du vingtième au vingt-cinquième jour. Dans tous les cas de cancer des mamelles, lorsque je rencontre des tubercules aiguës ou chroniques isolés ou groupés, je les attaque par la liqueur suivante en

les touchant deux fois par jour durant une semaine environ. Toutefois je dois avouer que ce
moyen est assez souvent infidèle.

Prenez eau régale, ... 1 once
        Chlorure d'or, ... 6 grains

Mélangez. Ce caustique douloureux, récemment préconisé par M. le professeur Récamier, détruit seulement en profondeur sans déterminer d'une manière bien sensible de la rou-
geur ou de la tuméfaction, aux environs il produit des escharres d'un brun violet, qui se déta-
chent au bout de quinze à vingt jours sans laisser de plaies dans quelques cas.

S'il est admis par tous les praticiens que l'o-
pération chirurgicale expose les malades à de
si fréquentes récidives qu'on ne peut compter
sur elle pour la cure des affections cancéreuses;
si d'un autre côté il est également reconnu que
les caustiques seuls peuvent assez complétement
détruire les tissus dégénérés et modifier les tissus sous-jacents, pour empêcher le retour de
cette affreuse maladie, il est cependant convenable de rechercher si l'art ne peut pas trouver
des moyens plus doux pour opérer la guérison,
sinon des cancers graves et confirmés, du moins
des engorgements squirrheux, qui plus tard y
donneraient infailliblement naissance.

En effet, avant de soumettre certains malades
à un traitement efficace, il est vrai, mais plus
ou moins pénible, plus ou moins douloureux,

j'ai dû me livrer à des recherches tendant, s'il
était possible, à trouver la composition de préparations fondantes assez énergiques pour opérer la résolution des tumeurs squirrheuses et
des engorgements simplement lymphatiques.
J'avouerai avec franchise que je n'y étais point
encore parvenu, et que, partageant l'opinion
assez générale qui a fait tomber dans le discrédit
tant de topiques anciennement réputés fondants,
je perdais chaque jour l'espoir d'arriver à ce
but, lorsque je trouvai dans le formulaire de
Montpellier les préparations ci-dessous, que
j'employai aussitôt sur certains malades, et
dont j'affirme avoir obtenu les plus heureux résultats. (*Voir* les faits 33, 34, 35 et 36.)

Mais avant de donner ces formules, il faut
considérer : 1° si l'engorgement est squirrheux
ou simplement lymphatique; 2° s'il est douloureux ou indolent. On comprend que cette di-
vision est importante pour le traitement, qui ne
peut être le même dans les deux cas.

Les engorgements squirrheux seront d'autant
plus susceptibles de résolution qu'ils seront
moins anciens, moins volumineux et moins douloureux. Quant aux engorgements purement
lymphatiques, il est évident que les chances de
succès seront plus nombreuses.

Ainsi, sur les squirrhes indolents, sur les engorgements laiteux et sur les tumeurs lymphatiques, j'applique jusqu'à résolution complète

l'emplâtre de Montpellier, n° 1. Cet emplâtre, auquel on donne l'épaisseur de deux lignes, se renouvelle tous les huit jours.

N° 1.

Emplâtre fondant et anticancéreux.

Prenez Emplâtre simple,	4 onces.
Cire jaune,	1 *id.*
Savon médicinal,	1 gros.
Thérébentine épaisse,	4 *id.*
Poudre de ciguë,	2 *id.*
Sulfure de potasse en poudre,	2 *id.*
Camphre pulvérisé,	4 *id.*

F. s. l. et à froid un emplâtre que vous réduirez en magdaléons. Lorsque cet emplâtre produit de l'érythême, on en suspend l'usage pendant deux jours, pour le reprendre ensuite

S'agit-il d'engorgements très douloureux ou sub-aigus ? On substituera à la préparation précédente le topique suivant, comme étant moins excitant, et par conséquent plus approprié aux cas dont il s'agit, et combattant en même temps l'engorgement et l'irritation. Il est bien entendu que, dans ces circonstances, on fera précéder l'application du topique n° 2 de saignées générales et locales, selon l'état d'acuité du mal et les forces du malade.

On emploiera simultanément avec les saignées les cataplasmes sédatifs. (1)

N° 2.

Emplâtre fondant anticancéreux.

Prenez Oxyde de plomb demi-vitreux
    porphyrisé,   1 livre.
    Amalgame à parties égales de
      plomb et de mercure,   4 gros.
    Huile d'olives,   1 livre 1/4.
    Cire jaune,   1/2 livre.
    Blanc de baleine,   2 gros.
    Gomme ammoniaque,   2 onces.
    Thérébentine épaisse,   2 *id.*
    Aloës succotrin,   1 *id.*
    Camphre en poudre,
    Opium en poudre,   aa   1 once 1/2.
    Extrait d'aconit,   1 *id.*
    Extrait de ciguë ou de mo-
      relle,   1 *id.*

F. s. l. un emplâtre que vous réduirez en magdaléons. Cet emplâtre, auquel ou donne

---

(1) Le cataplasme que j'emploie dans ce cas, et même lorsque l'état grave du malade n'exige plus que des palliatifs, est ainsi composé :

Carottes rouges coupées par tranches, cuites à la vapeur et réduites en pulpe dans un mortier,   1   livre.
    Ajoutez poudre de ciguë,   1/2   once.
    Camphre en poudre.   2   gros.
    Sous-acétate de plomb soluble,   2   gros.
Mélangez le tout.

l'épaisseur de deux lignes, se renouvelle tous les huit jours.

Tels sont les moyens externes que j'emploie et avec lesquels je puis affirmer, qu'à part les cas de cachexies et ceux de diathèse cancéreuse confirmée, ou encore de cancers très volumi-neux adhérents, extrêmement anciens et ayant occasionné de grands ravages, on sera presque toujours en droit de compter sur le succès.

Cependant, ne voulant ici donner lieu à aucune interprétation équivoque, je crois aussi devoir déclarer que dans les cas de tumeurs volumineuses l'ablation par l'instrument tranchant devra être préférée, comme mode moins douloureux, par la raison que l'opération est moins longue, et si quelquefois j'ai dévié de cette route, ce n'a été que dans les circonstances où les malades ne pouvaient se décider à être opérés par le fer.

Pour le même motif je dois reconnaître que dans les tumeurs adhérentes très épaisses le bistouri devra commencer l'opération, et le caustique terminer la cure.

Il est encore une circonstance à signaler comme s'étant quelquefois présentée dans ma pratique, je veux parler de ces récrudescences dans les environs des parties guéries ; elles résultent toujours, à moins de diathèse, de ce que n'ayant point soupçonné le mal au-delà des limites des régions que l'on a attaquées, on n'a

point donné assez d'étendue à l'application de
la pâte de chlorure de zinc ou des autres caustiques.

Ne terminons pas ce qui a rapport aux deux
espèces de traitements externes que j'emploie,
les caustiques et les topiques fondants, sans rappeler que je ne veux point établir un parallèle,
car il n'y a pas lieu à parallèle entre l'opération
chirurgicale et mon procédé curatif ; mais je
dirai seulement que mes applications n'occasionnent jamais d'accidents graves, tandis que les
suites de l'ablation des mamelles peuvent n'être
pas toujours heureuses. D'ailleurs, le fer ne modifiant nullement les tissus sous-jacents comme
le fait le caustique, il n'atteindra le mal que
lorsque les racines n'en seront pas profondes ;
c'est ce qui explique la réapparition de certains
cancers après des opérations chirurgicales ordinairement faites avec beaucoup d'habileté.

TRAITEMENT INTERNE.

En considérant les phénomènes généraux
qui, assez souvent, précèdent et accompagnent
presque toutes les affections cancéreuses, on ne
peut méconnaître, bien que ces phénomènes
ne soient pas toujours constants, qu'ils appar-
tiennent à une lésion de fonctions qui semble
avoir quelque analogie avec ce qui se passe
dans la chlorose et même l'anemie, sans cependant en admettre l'identité. L'innervation qui

dans l'état normal préside à l'hématose est évidemment lésée dans ces deux maladies : cette opinion est celle de tous les médecins : eh bien ! n'est-il point aussi raisonnable d'admettre dans les maladies cancéreuses une lésion simultanée de l'hématose et de la *lymphose*, donnant lieu à tous les accidents qui se rattachent à cette affreuse maladie; cette hypothèse, ce me semble, n'a rien qui répugne : les faits et ce que nous démontre l'anatomie pathologique, paraissent d'accord avec elle. Maintenant à quoi attribuer cette lésion primitive des fonctions nerveuses qui régissent *cette chimie vivante?* nous en trouverons la cause prochaine dans tout ce qui tend à modifier notre sensibilité : telles que l'influence des peines morales vives qui, ayant long-temps agi sur le cerveau, centre qui gouverne toutes nos fonctions, doit nécessairement les altérer : cette cause, sans contredit, est la plus commune.

Les autres causes déterminantes sont, comme nous l'avons déjà dit, la supression de la menstruation, une vive frayeur, la répercussion d'anciennes affections cutanées, la suppression brusque d'anciens exutoires, etc.

De simples accidents locaux peuvent, en déterminant localement une lésion dans la sensibilité des vaisseaux et des ganglions lymphatiques, produire des engorgements d'abord, et plus tard des cancers dépendant alors d'une cause

toute locale, à moins de prédispositions particu-
lières, qui, surtout chez les femmes, se ren-
contrent à l'âge critique; il est fort rare que ces
phénomènes locaux aient des suites bien graves. Ce sont des cas desquels on triomphe ordinairement avec l'instrument tranchant, ou
seulement avec des moyens topiques ; mais il
n'en est plus de même lorsque la maladie dé-
pend de causes générales, qu'elle a profondément atteint l'économie, il faut alors la modifier tout entière, en ayant surtout égard aux
causes spéciales qui auront agi.

Bien que je me trouve contraint d'avouer
que, jusqu'à ce jour, l'art n'a offert aucun spécifique pour détruire le vice cancéreux, (1) je dois
cependant dire que l'analogie que j'ai cru trouver entre les affections cancéreuses et les autres
maladies du système lymphatique m'a fait
pressentir que certains agents pharmaceutiques
dont l'efficacité est reconnue dans le traitement de quelques maladies, étrangères d'ailleurs aux dégénérescences cancéreuses, pour-
raient être essayées avec plus ou moins d'avantage contre ces redoutables affections.

(1) Je prie mes confrères de vouloir bien observer qu'en
employant les expressions de *vice cancéreux*, de *diathèse*, j'entends seulement me servir des expressions consacrées par l'u-
sage, et non me prononcer formellement sur l'existence ou la
non-existence de la *diathèse* ou du *vice cancéreux*, qui ne me
sont point encore réellement démontrés, surtout la diathèse.

C'est d'après ces considérations que j'ai tenté l'usage des préparations ferrugineuses, de l'oxygène, des sudorifiques, des dépuratifs, ou soi-disant tels, des atrophiants, des hypnotiques et de quelques préparations arsénicales.

Voici celles qui m'ont offert le plus d'avantages dans des circonstances tellement graves qu'on ne saurait contester la part qu'elles ont eues dans les guérisons.

Je me suis long-temps servi à l'intérieur des préparations arsénicales, telles que les pilules asiatiques, les solutions de Péarson et de Fowler, que j'associais soit aux ferrugineux, soit aux limonades nitrique et sulfurique; c'est le traitement dont j'ai fait mention en 1833, dans les Mémoires que j'ai lus et présentés à l'Académie de médecine; mais depuis l'expérience m'ayant démontré que dans les cas où j'avais été obligé de supprimer les préparations arsénicales pour m'en tenir aux médicaments précités que je leur associais, le résultat avait été tout aussi satisfaisant, j'ai dû conclure contre l'utilité de ces préparations et les rejeter par conséquent.

Depuis cette époque les recherches auxquelles je me suis livré m'ont démontré que toutes les substances oxygénées, et surtout celles qui étaient le plus saturées de ce gaz, étaient aussi les plus énergiques pour le traitement; ce qui nécessairement m'a conduit à faire composer un sirop oxygéné : l'acide qui m'a paru convenir le mieux, comme contenant le plus d'oxygène et le cédant le plus facilement, est l'acide chlorique oxygéné (acide perchlorique); il est formé d'une partie de chlore et de 3 parties 1/2 d'oxygène.

Voici la formule de ce sirop :

Prenez, sirop de gomme
ou de gimauve,   1 livre 14.
Acide perchlorique pur,   3 gros.
Mélangez exactement ;
ajoutez ensuite huile es-
sentielle de sassafras et
de citron dissoutes da n
très peu d'alcool, de chaque,   1 goutte.
Ether nitrique,   1 gros.

Mélangez de nouveau jusqu'à parfaite combinaison.

Sous l'influence de ce sirop toutes les fonctions, qui avant étaient plus ou moins languissantes, se raniment peu à peu, et après un mois d'usage, la santé est évidemment améliorée; la dose est de 2 à 6 cuillerées par jour, et on arrive progressivement à cette quantité. Chacune d'elle doit être étendue dans un verre d'eau tiède ou froide, ou dans une infusion de pommes de reinette exactement préparée à la manière de la limonade cuite.

Pour éviter l'impression de l'acide que certains estomacs ne peuvent supporter, je suis dans l'usage de faire ajouter une petite cuillerée d'eau de chaux dans chaque verre de cette boisson, au moment même où le malade va la prendre; alors l'acide est presque totalement décomposé; il se forme un hydro-chlorate de chaux soluble, et l'oxygène est mis à nu.

Dans tous les cas de cancers aigus je me borne à cette médication interne, en y associant quelquefois l'extrait de ciguë, à la dose de 2 à 20 grains, et je n'y ajoute les préparations ferrugineuses que quand l'inflammation a sensiblement diminué. C'est aussi à la combinaison de ces moyens exclusifs que j'ai recours dans tous les cas de cancers sub-aigus. Celles auxquelles je donne toujours la préférence, comme étant seulement toniques et non excitantes, sont la limaille de fer porphyrisée et le sous-carbonate de fer. Je commence par 12 grains de l'une ou l'autre de ces subtances, et les porte progressivement jusqu'à deux, trois et même quatre gros, en 24 heures, suivant la tolérance des voies digestives.

Mais dans tous les cas de cancers indolents, d'engorgements laiteux et lymphatiques, j'associe les préparations ferrugineuses au quinquina et substitue au sirop oxygéné le suivant :

<table>
<tr><td>Extrait de grateron,</td><td rowspan="6"></td><td>(croisette, rubiacée.)</td></tr>
<tr><td>Extrait de salsepareille,</td><td></td></tr>
<tr><td>Extrait de gayac,</td><td></td></tr>
<tr><td>Extrait de fumeterre,</td><td>de chaque 5 gros.</td></tr>
<tr><td>Extrait d'écorce d'orme pyra midal,</td><td></td></tr>
<tr><td>Extrait d'écorce de garou,</td><td>24 grains.</td></tr>
</table>

Faites dissoudre ces extraits dans deux livres et demie de sirop de beccabunga, préparé à froid, avec le suc épuré de cette plante; on commence par une cuillerée, et on arrive progressivement à quatre, cinq et même six, en 24 heures, si l'estomac ne s'en trouve point fatigué.

Le véhicule ordinaire dans lequel je fais prendre ce sirop est l'eau d'Helbrunn de Bavière, que j'administre même seule lorsque l'estomac se refuse à prendre le sirop concentré à la dose de 3 à 4 verres dans la journée.

Cette eau analysée par Fusch et Vogel, et soumise à une nouvelle analyse par M. Barruel, contient par livre, près d'un grain d'iodure de sodium, 37 grains de chlorure de sodium, 1/3 de grain de bromure de sodium, 5 grains de carbonate de soude et quelques parties de carbonate de chaux, de carbonate de magnésie, de silice, d'extrait bitumineux, quelques traces d'oxyde de fer et une assez grande quantité d'hydrogène carboné. Elle est douée d'une grande énergie, et ne fatigue nullement les voies digestives.

Il m'arrive assez souvent de prescrire les

bains sulfureux, en commençant par 2 onces de sulfure de potasse bien cuit et en portant progressivement la dose à 6 ou 8 onces.

Le temps de ce bain doit être d'une heure à une heure et demie, et leur durée de six semaines à deux mois ; le dernier mois on peut ne les prendre que de deux jours l'un.

Dans toutes les circonstances où quelques complications syphilitiques ou dartreuses me sont démontrées j'emploie, comme adjonctifs, les médicaments qui conviennent à ces sortes d'affections.

TROISIÈME PARTIE.

MODIFICATIONS APPORTÉES AU TRAITEMENT ORDINAIRE DES ULCÈRES DE L'UTÉRUS.

Mon intention n'est point ici de décrire les causes nombreuses qui déterminent les ulcérations de l'utérus, ni de faire l'énumération des signes et des symptômes pathognomoniques qui les caractérisent, mais seulement d'indiquer les modifications que j'ai apportées au traitement de ces maladies, qui font tant de victimes.

Le traitement généralement mis en usage pour les ulcérations du col de l'utérus consiste principalement dans des émissions sanguines générales ou locales, dans des cautérisations pratiquées sur la région affectée avec du nitrate acide de mercure, dans les injections émollientes et narcotiques, dans de grands bains et plus souvent encore des bains de siége rendus adoucissants en y ajoutant une décoction de son, de morelle, de gélatine , etc.; dans quelques préparations narcotiques données à l'intérieur ; enfin dans des moyens révulsifs, moxas ou cautères, placés le plus ordinairement à la région lombaire; des ventouses sèches ou scarifiées, des vêtements de flanelle et le repos. Quelques praticiens sont aussi dans l'usage de recourir sur la fin du traitement aux injections plus ou moins astringentes et aux pommades dites résolutives ou préparations analogues lorsqu'il existe de l'engorgement au col utérin. Tels sont les moyens généralement employés pour combattre le genre d'affection qui m'occupe et avec lesquels on obtient certainement des succès; mais aussi ne voit-on pas les malades, dans une multitude de cas, éprouver des rechutes plus ou moins rapprochées du temps où la cure paraissait certaine, et cela très souvent sans qu'ils aient commis la moindre imprudence. Ne voit-on pas aussi dans quelques circonstances les cautérisations faites sans réflexion, et quelquefois sans mesure donner lieu aux accidents les plus graves et fréquemment entraîner la perte des malades! et enfin n'est-il pas reconnu par les médecins qui s'occupent spécialement du traitement de ces maladies que beaucoup de cas sont rebelles ou fort longs à guérir! je n'entends point ici parler de ceux qui au premier aspect présentent des désordres auxquels il est impossible de remédier.

Tous ces accidents doivent s'attribuer d'une part à l'insuffisance des moyens employés et de l'autre à l'usage non méthodique, selon moi, de ces mêmes moyens : c'est ce que je vais chercher à démontrer, en exposant succinctement et avec toute la clarté qu'il me sera possible, la méthode que je mets en usage et les avantages qu'elle me procure dans certaines circonstances graves.

TRAITEMENT.

Je divise le traitement en local, externe et interne. Le traitement local comprend tout ce qui peut être appliqué sur le col de l'utérus, le traitement externe tout ce qui peut l'être à la périphérie du corps et le traitement interne ce qui est administré à l'intérieur.

Traitement local. Les cautérisations sont sans contredit le meilleur moyen local que l'on puisse employer pour modifier l'état actuel des ulcères du col de l'utérus, elles auront d'autant plus de succès qu'elles auront été moins douloureuses. Le nitrate acide de mercure est l'agent dont on se sert habituellement, je lui préfère souvent l'acide nitrique saturé de chlorure de zinc comme modifiant mieux et plus profondément l'état pathologique, tout en oc-

easionnant moins de douleur, dans des circonstances données : je puis affirmer ici qu'il
m'a offert de grands avantages dans des cas où
des cautérisations souvent répétées avec le nitrate acide de mercure avaient complétement
échoué. Cette assertion de ma part ne pourra
paraître paradoxale qu'à ceux de mes confrères
qui n'en tenteront point l'expérience. Mais
avant de pratiquer la moindre cautérisation je
fais un examen spécial de l'organe malade pour
bien apprécier sa lésion, et surtout je m'attache
à interroger sa sensibilité : cette dernière précaution est d'une très haute importance et son
omission peut avoir le plus funeste résultat; car
quel est le médecin qui, dans sa pratique, n'aura
pas été témoin de ces cas où l'application in-
considérée des caustiques, même les moins
énergiques, tels que la suie ou la créosote, plus
ou moins mitigées, dans des circonstances in-
opportunes, n'ait été suivie d'accidents formi-
dables, qui ne compromettent que trop souvent
la vie des malades?

Ainsi, d'après ces considérations, toutes les
fois que j'ai la certitude qu'il existe une douleur plus ou moins vive et, en son absence, des
phénomènes sympathiques prononcés, je m'applique à les faire disparaître, après quoi je procède aux cautérisations par la méthode que
j'indiquerai tout à l'heure. Ayant souvent ob-
servé que les bains, les cataplasmes hypogastri-

ques simples, les cataplasmes semi-liquides injectés et maintenus dans le vagin, les injections narcotico-émollientes étaient insuffisantes pour atténuer la sensibilité utérine, sans nier pour cela qu'ils aient quelque influence, je leur ai toujours préféré les moyens suivants, comme étant plus efficaces et moins assujétissants : 1° grands bains d'eau simples, en excluant cette pratique qui préconise l'introduction d'un spéculum pendant la durée du bain (1), et cette durée sera proportionnée aux forces des malades.

2° Application sur la région hypogastrique d'épithèmes essentiellement narcotiques ; je donne la préférence à un cataplasme fait avec des œufs frais mélangés avec du baume tranquille et cuits à consistance convenable dans suffisante quantité d'huile d'aconit et de jusquiame mélangées; on le recouvre d'un feuillet de taffetas gommé pour éviter de graisser la garniture du lit.

3° Je fais introduire matin et soir, au moyen du spéculum ou du doigt indicateur, seulement un petit tampon de charpie fine attaché avec un fil double de 8 pouces, imbibé d'un mélange à

___

(1) Je n'ai jamais vu ce moyen être suivi de quelque avantage, mais au contraire souvent avoir des inconvénients plus ou moins graves par le manque d'habitude qu'ont les malades pour introduire cet instrument, avec lequel ils irritent presque toujours et font saigner le col de l'utérus.

parties égales d'huile d'aconit et de jusquiame noire bien chargée, en faisant chaque fois précéder leur introduction d'une injection émolliente. Dans tous les cas d'ulcérations anciennes avec excrétion de sang et d'une suppuration abondante ce pansement devra être plus souvent répété.

On peut remplacer cette huile calmante par une décoction très rapprochée de feuilles de jusquiame et d'aconit.

Ces moyens énergiques, qui ne produisent jamais le narcotisme, ainsi qu'on pourrait le croire, jouissent d'une efficacité incomparablement plus grande que les injections narcotico-émollientes, toujours beaucoup trop faibles, qui n'agissent qu'un instant et que tous les autres moyens adjonctifs. (1)

CAUTÉRISATION.

Quel que soit l'âge des ulcérations utérines, quels que soient aussi leur profondeur et les désordres qu'elles aient produits, mes cautérisations sont toujours légères, elles blanchissent à peine les tissus malades; dans les cas peu graves je mets entre elle un intervalle de huit à dix jours, et dans ceux de lésion profonde je les

(1) Dans le traitement interne j'indiquerai d'autres auxiliaires qui concourent puissamment à calmer la sensibilité de l'organe affecté.

pratique toujours consécutivement deux, trois
et même quatre fois à une distance de vingt-
quatre heures, ce qui a l'immense avantage de
ne déterminer ni douleur ni réaction sensibles,
accidents inévitables lorsque les cautérisations
sont énergiques.

Dans tous les cas d'ulcères accompagnés
d'induration carcinomateuses n'intéressant que
le col de l'utérus, deux ou trois applications,
chacune de six heures, de ma pâte phagédénique du chlorure de zinc n° 2 ou 3, ayant une
ligne d'épaisseur, suffisent pour les détruire.
Si le carcinome présentait trop de volume,
l'ablation par l'instrument tranchant devrait être
préférée, et s'il y avait lieu une application
de la pâte serait faite huit ou dix jours après
l'opération. Pour éviter toute erreur dans son
mode d'application voici la manière dont je
procède :

J'encadre le feuillet de pâte de chlorure de
zinc, avec un morceau de sparadrap de diachylum gommé, dont les bords sont retroussés
de telle sorte qu'ils anticipent un peu sur le
côté libre du caustique qui doit s'affronter avec
la plaie ; une lame de plomb très mince rem-
plirait le même objet : j'applique alors cet appareil immédiatement avec le spéculum et une
pince longue, en établissant la coïncidence nécessaire, et je le maintiens en place au moyen
d'un petit tampon d'éponge préalablement hu-

mecté et ensuite exprimé ; après six ou sept
heures de contact j'enlève le tout, je pratique
immédiatement des injections d'eau froide et
j'applique un tampon de charpie mollette fortement enduit de cérat opiacé ; une escharre de
deux à trois lignes d'épaisseur se détache après
quatre à cinq jours, et on continue à agir de
même jusqu'à ce qu'on soit parvenu aux tissus
sains. Avec ces précautions il est impossible
qu'il résulte le moindre inconvénient, ainsi que
plusieurs médecins s'en sont déjà convaincus.
Enfin, dans des cas d'ulcérations anciennes, datant de cinq et six années, qui avaient occasionné de grands désordres, lesquelles s'étaient
montrées rebelles aux traitements employés par
d'habiles praticiens, j'ai dû des succès à la combinaison de cette méthode et aux moyens suivants : Cette modification est nécessaire lorsque les cautérisations sont évidemment con-
tre-indiquées, comme par exemple lorqu'il existe
de la sensibilité locale, accompagnée des épiphénomènes ordinaires et de fièvre, et elle consiste à suppléer au caustique l'huile de chlorure de zinc, dont j'ai inscrit la formule dans
la seconde partie de cet ouvrage. On en imbibe
des bourdonnets de charpie avec lesquel on
touche les parties malades durant quatre à cinq
minutes ; je les ai laissés en place quelquefois
pendant douze heures avec la précaution, dans
ce cas, d'appliquer pardessus un petit tampon

de cérat frais ou une petite éponge imbibée d'eau de chaux, qui, en se combinant avec l'excédant de l'huile, forme un savonule innocent; les applications de quatre à cinq minutes doivent toujours être suivies d'injections émollientes et doivent être quotidiennement employées durant huit à quinze jours et même un mois, et plus dans quelques circonstances; les applications de douze heures ne doivent être faites consécutivement que deux ou trois jours, et suivant qu'il y a nécessité on peut les reprendre tous les dix jours. Quatre à cinq jours après il se détaché des escharres pelliculaires; la suppuration est de bonne nature, et, chose remarquable, a perdu toute mauvaise odeur. Dans tous ces cas graves et difficiles je me suis toujours bien trouvé des pansements locaux faits avec des petits bourdonnets de charpie enduits du digestif composé, dont j'ai donné la formule page 40, et d'injections pratiquées avec de l'eau vineuse dans laquelle on aura fait infuser quelques feuilles de rose de Provins, elles seront tièdes ou froides au gré des malades.

Je pense que mes confrères trouveront dans ma préparation d'huile chlorurée un agent beaucoup plus puissant que les préparations de suie et de créosote, qui ne sont pas toujours innocentes.

TRAITEMENT EXTERNE.

Tous les bons praticiens ont admis l'utilité des émissions sanguines, générales et locales dans le début des affections ulcéreuses de l'utérus; elles conviennent dans tous les cas d'acuité de la maladie, et elles doivent être assez fréquemment répétées chez toutes les personnes robustes, et surtout celles chez lesquelles la menstruation a cessé; mais il n'en est pas de même pour les malades d'une constitution délicate, et notamment ceux déjà minés par la maladie, dans ce cas on ne saurait être trop réservé.

Les ventouses sèches ou scarifiées, apposées sur la région lombaire, sont surtout indiquées chez les personnes faibles; dans tous les cas d'engorgements concommittants du col de l'utérus ils opèrent une révulsion puissante et en même temps déplétive, suivant que l'on à jugé devoir recourir à l'usage de l'une ou de l'autre de ces ventouses.

Je n'emploie les cautères ou les moxas que chez les malades qui ne peuvent quitter le lit, car autrement je donne toujours la préférence aux bains sulfureux, dont la dose commençante est de trois onces de sulfure de potasse, que progressivement je porte à six et quelquefois huit onces; par ce moyen on obtient une révulsion puissante mais douce, en ce qu'elle se divise sur toute la périphérie du corps. Quinze ou vingt-cinq bains, les premiers pris consécutivement, tandis que les autres peuvent être séparés par un jour ou deux d'intervalle, m'ont suffi pour la majorité des cas.

Chez les malades qui se refusent opiniâtrément à l'un de ces moyens, j'y supplée par une large ceinture de peau blanche, recouverte de l'emplâtre suivant : prenez emplâtre diapalme, et incorporez par once un demi-gros de sulfure de potasse, un scrupule de tartre stibié et même quantité de camphre ; cette préparation se fait à froid et par malaxation : cet épithème doit demeurer alors quinze jours en place, il s'enlève facilement alors, et toute la peau de la région recouverte se trouve être le siége d'une éruption abondante et peu douleureuse.

TRAITEMENT INTERNE.

C'est à M. le professeur Massuyer, de Strasbourg, et à un médecin de Caen, qui, l'un et l'autre, il y a six et huit ans, ont publié, le premier, les bons résultats qu'il obtenait au moyen de l'esprit de Mindérerus dans les cas de dysménorrhée accompagnée de douleurs vives, et le second dans des ulcérations de l'utérus guéries par l'administration seule de ce médicament, que je suis redevable de son emploi comme auxiliaire à mon traitement. C'est effectivement un excellent modificateur pour

la plupart des affections de cet organe, et notamment dans l'état nerveux qui les accom-
pagne et qui souvent persévère après la guérison.

On commence par cinq ou six gouttes trois
fois par jour, soit dans une légère infusion de
tilleul et de fleurs d'oranger froide, soit dans
de l'eau sucrée ou édulcorée avec suffisante
quantité de sirop de gomme ou de thridace; on
augmente chaque jour de cinq gouttes, jusqu'à
un gros ou deux en vingt-quatre heures.

J'adjoins à ce moyen les pilules d'extrait d'a-
conit et de jusquiame mélangés, le premier, à
la dose d'un tiers de grain par pilule, et le second à celle d'un sixième; les malades com-
mencent par une, matin et soir, et selon qu'ils
s'y habituent ils en augmentent la quantité,
sans jamais dépasser quatre ou six.

Le sirop oxygéné, étendu convenablement
d'eau gommée, est la boisson à laquelle je donne
toujours la préférence. Pendant le temps de la
maladie et durant la convalescence, des cas
graves seulement, je prescris l'usage des eaux
ferrugineuses.

Je ne dois point omettre que les ulcérations
de l'utérus qui reconnaissent pour cause le virus
syphilitique exigent le traitement spécifique de
ces affections.

QUATRIÈME PARTIE.

FAITS RELATIFS AUX CANCERS.

1er *fait. Guérison.*

M. B...., rue de Paradis-Poissonnière, n. 14, âgé de 44 ans, tempérament lymphatico-sanguin, ayant constamment joui d'une bonne santé, portait depuis deux ans une affection cancéreuse qui s'était manifestée, sans cause connue, à la paupière inférieure de l'œil gauche, qui était dure et tuméfiée et dont le bord libre était parsemé de petits tubercules ulcérés, à bords renversés et saignants; cette affection qui jusqu'alors avait résisté à divers traitements tentés par plusieurs chirurgiens, et qui, d'après les renseignements que j'ai pu obtenir du malade, avaient consisté en quelques excisions et des lotions astringentes et détersives, a cédé avec facilité à trois légères applications de la pâte de chlorure de zinc. Depuis le mois de mars 1833, époque de la guérison, le malade n'a éprouvé aucune rechute.

2· *fait. Guérison.*

Madame B...., rue du Mont-Blanc, n⁰ 8, me fit appeler le 15 janvier 1834, pour une affection carcinomateuse, qui depuis plusieurs années avait son siége aux ailes du nez et à la lèvre supérieure, immédiatement au-dessous de la cloison des fosses nazales; cette affection s'était fort aggravée sous l'influence de quelques moyens excitants, et semblait vouloir envahir la totalité du nez; trois applications du n⁰ 2 de la pâte phagédénique m'ont suffi pour guérir cette dame, dont les cicatrices sont à peine visibles.

3ᵉ *fait. Guérison.*

Madame B...., rue Marbœuf, n⁰2 9, Champs-Elysées, portait depuis 14 ans, à la paupière inférieure de l'œil droit, un fongus cancéreux dont les racines se prolongaient fort avant sur la conjonctive palpébrale ; durant plusieurs années celte affection grave avait été en vain combattue par plusieurs opérations chirurgicales pratiquées par MM. Boyer, Dupuytren et autres chirurgiens habiles; l'opération du bec de lièvre fut même proposée par M. le professeur Roux, qui toutefois ne voulut point répondre du succès de cette opération ; la malade alors préféra vivre avec cet ennemi redoutable. Durant plusieurs années qui s'écoulèrent avant que je ne la visse, son affection s'était accrue et lui causait les plus vives inquiétudes, surtout par les hémorrhagies assez fréquentes que le moindre attouchement provoquait; ce fut dans cet état fâcheux que madame B.... se présenta chez moi, au mois de mai de l'année 1833; je ne pus d'abord me dissimuler la difficulté d'atteindre jusqu'à sa racine un mal aussi grave et dont la cure était environnée d'obstacles; mais après y avoir réfléchi, j'imaginai qu'en pratiquant une légère incision longitudinale sur le b rd libre de la paupière, comme s'il s'agissait de diviser le fongus en deux parties égales, il me serait facile de placer entre les lèvres de la plaie trois ou quatre petits fragments de ma pâte nº 1, qui alors, agissant du centre à la circonférence, détruirait le mal dans son épaisseur, sans compromettre le globe de l'œil. Cette opération fort délicate, exécutée avec toutes les précautions qui pouvaient en assurer le succès, eut le résultat que j'en attendais : deux applications successives de la pâte phagédénique faites à huit jours d'intervalle suffirent en un mois pour opérer une guérison bien complète, qui depuis près de trois années ne s'est point démentie et ne laisse voir aucune cicatrice.

4º fait. Guérison.

Madame J...., âgée de 60 ans, rue du Faubourg-St-Martin, nº 151, était depuis plusieurs années affectée d'un ulcère cancéreux assez profond, qui siégeait à la racine du nez, qui était tuméfiée et douloureuse : cette dame en était d'autant plus affligée que ce cancer n'avait fait que s'exaspérer sous l'influence de plusieurs traitements locaux, mis en usage par plusieurs habiles praticiens ; ce fut dans cet état grave que madame J.... vint me trouver le 12 septembre 1833 : je fis immédiatement une application de ma pâte nᵒ 1, d'une ligne d'épaisseur ; huit jours après l'escharre se détacha, et en vingt-quatre jours la plaie ayant été pansée avec la pommade oxygénée nᵒ 1, fut entièrement cicatrisée sans laisser de trace apparente.

5ᵉ *fait. Guérison.*

Le nommé B.... O...., âgé de soixante-seize ans, hôpital des Incurables, faubourg St-Martin, était atteint, depuis quatorze ans, d'une affection cancéreuse sur le milieu de la joue gauche, ayant à peu près la forme d'un champignon de deux pouces et demi de diamètre su un pouce d'épaisseur à son centre, les bords en étaient durs et renversés, et la surface à tissu lardacé était rugueuse, douloureuse et saignante. Cette affection me parut d'autant plus grave qu'elle était fort ancienne, et que déjà elle avait été attaquée tant à Saint-Louis que dans d'autres hôpitaux, par l'instrument tranchant et par divers caus-

tiques, traitements qui, au dire du malade, n'a-
vaient fait qu'exaspérer ce mal. Néanmoins je
résolus d'extirper ce cancer par mon procédé;
en conséquence j'en recouvris soigneusement la
surface avec la pâte n° 1, ayant trois lignes d'é-
paisseur, et que je fixai simplement au moyen
de taffetas d'Angleterre; la masse se détacha en
totalité au bout de neuf jours, et le vingtième
jour la cicatrisation était complète. Depuis près
de deux années que cette cure a été opérée en
présence de M. le docteur François, médecin
en chef des Incurables, et de M. le docteur
Edouard Louis, le malade n'a éprouvé aucune
rechute, il jouit d'une excellente santé, et sa
cicatrice est à peine visible.

6ᵉ *fait. Guérison.*

Au mois de mars 1835 je fus appelé par
M. le docteur François pour voir le sieur ***,
âgé de quatre-vingt-deux ans, à l'hôpital des
Incurables, qui depuis plus d'un an était atteint à la lèvre inférieure de l'affection cancéreuse que nous désignons sous le nom de *noli
me tangere*, avec tuméfaction assez considérable; deux applications de la pâte phagédénique, faites à huit jours d'intervalle, suffirent
pour guérir ce vieillard en un laps de vingt-
cinq jours.

7ᵉ *fait. Guérison.*

Madame L...., rue du Montblanc, n° 15,

portait à la face, lorsqu'elle vint se confier à mes soins, une affection cancéreuse grave, datant de vingt-deux années, ayant résisté à une opération habilement pratiquée par M. le professeur Dubois, et traitée depuis par les caustiques de tous genres, mais infructueusement. Ce cancer, malgré son ancienneté et sa gravité, me parut devoir céder facilement sous l'influence du chlorure de zinc. Je commençai, en conséquence, à faire une première application de la pâte phagédénique n° 1, d'une ligne d'épaisseur, pour niveler la plaie, et huit jours après l'escharre s'étant détachée j'appliquai le même jour un feuillet d'une demi-ligne de la préparation n° 2, qui suffit pour donner à l'ulcération tout l'aspect d'une plaie simple qui ne tarda point à se cicatriser.

L'économie ayant évidemment souffert d'une affection aussi ancienne, la malade fut soumise pendant trois mois à un traitement dépuratif interne, consistant en de fortes doses de sirop oxygéné, et de quelques préparations ferrugineuses (sous-carbonate de fer), qui bientôt fit disparaître chez Mme L. la teinte chlorotique de son visage.

Depuis trois années que cette dame est parfaitement rétablie j'ai eu de fréquentes occasions de la voir, et sa santé continue toujours à être bonne.

8e *fait. Guérison.*

M. D...., rue de Paradis, 5, au Marais, âgé de soixante-dix-sept ans, avait depuis dix-neuf ans un cancer présentant à peu près le volume d'un œuf d'oie aplati, et recouvrant toute la région temporale, une partie des paupières, de la conjonctive palpébrale et de la joue gauche, affection fort grave, et qui, comme dans les cas précédents, avait résisté à tous les efforts de l'art. La consistance de ce cancer était fibro-cartilagineuse, et toute sa surface, qui était anfractueuse, recouverte d'une sanie ichoreuse très fétide. Le siége de ce carcinome et les profondes racines qu'il avait jetées sous les paupières présentaient beaucoup de difficultés pour son extirpation ; cependant deux applications de la pâte n° 1, ayant trois lignes d'épaisseur, détruisirent cette tumeur, et la cicatrisation fut complète après deux mois et demi. Depuis un an que le malade est rétabli il n'a éprouvé aucune récidive.

Comme dans le cas précédent, la constitution du malade ayant été altérée je le soumis pendant quelques mois au sirop oxygéné et aux préparations ferrugineuses.

9e *fait. Guérison.*

M. d'A.... d'A...., âgé de quatre-vingt-six ans, constitution assez robuste, était affecté depuis quatorze ans d'un cancer à l'œil gauche, occupant cet organe et ses annexes dans toute leur épaisseur, ainsi qu'une partie de la région temporale ; cette altération organique des plus graves exigeait une grande prudence dans les moyens d'application du caustique, surtout au fond de l'orbite où le coussinet graisseux de l'œil était entièrement carcinomateux; douze applications du caustique n°s 1, 2 et 3 triomphèrent de cette affreuse maladie en soixante-neuf jours. J'employai les narcotiques à l'intérieur pour rendre les douleurs plus supportables ; je soumis également M. d'A.... à l'usage du sirop oxygéné et des préparations ferrugineuses ; et sa santé, qui avait souffert par suite de cette affection, s'est très bien rétablie.

10° *fait. Guérison.*

La femme Les...., demeurant à Nôgent-sur Marne, près de Paris, âgée d'environ trente ans, était atteinte d'une affection squirrheuse de toute la moitié verticale droite du visage. Ce cancer diffus offrait çà et là des bosselures de consistances fibro-cartilagineuse, d'un rouge assez vif par place et un peu violacé dans certains endroits; la moitié verticale du nez et de la lèvre supérieure étaient surtout remarquables par leur tuméfaction et par leur dureté; sur quelques points de la pommette de la joue il y avait une tendance manifeste à l'ulcération, et de douleurs lancinantes se faisaient assez vivement ressentir à des intervalles plus ou moins longs dans toute la région douloureuse. Ce fut alors que cette femme vint se confier à mes soins, au mois de septembre 1834, après quinze mois d'invasion d'un mal qui, chaque jour, faisait des progrès, malgré tous les moyens mis en usage par deux médecins distingués de Paris, qui considéraient cette affreuse maladie comme devant amener un jour la mort de la malade.

Je soumis de suite cette infortunée au seul usage de la pommade résolutive et du sirop oxygéné, traitement qui, après trente-cinq jours, suffit pour faire disparaître jusqu'à la moindre trace d'une affection jugée incurable par un des médecins de l'Hôtel-Dieu et par un des chirurgiens de l'hôpital Saint-Antoine, auquel le premier avait adressé la femme Les....

J'ai conduit dans le temps cette femme chez M. le docteur Parizet, secrétaire perpétuel de l'Académie, afin de recueillir au besoin son témoignage lorsque je présentai cette intéressante observation à l'Académie royale de médecine. Ce fait, fort curieux, a été publié dans un second Mémoire que j'ai adressé à cette société savante en l'année 1834, époque depuis laquelle j'ai souvent eu occasion de revoir celle qui fait le sujet de cette observation, et j'ai la satisfaction de pouvoir annoncer qu'elle continue à jouir d'une bonne santé.

11º *fait. Insuccès.*

M. G...., rue Saint-André-des-Arts, 70, âgé de soixante-huit ans, tempérament lymphatico-sanguin, constitution robuste et ayant toujours eu une assez bonne santé, portait depuis quelques années une tumeur d'apparence squirrheuse sur le front, immédiatement au-dessus de l'arcade sourcilière droite ; cette tumeur, d'abord très petite, parvint progressivement au volume d'un petit œuf de poule un peu aplati, enfin elle s'ulcéra au sommet en présentant tous les caractères de l'ulcère carcinomateux. M. le docteur Moulin, chirurgien de la maison, attaqua ce cancer par plusieurs applications successives de nitrate acide de mercure, et parvint ainsi à détruire le centre de cette tumeur jusqu'au péricrâne ; mais comme durant ce temps elle n'avait cessé de faire des progrès dans le sens de la circonférence de sa base, M. le docteur Moulin, ayant eu connaissance par la voie des journaux du premier Mémoire que j'avais publié à l'Académie de médecine, crut devoir me faire appeler. Voici, à cette époque, mois de mai 1835, dans quel état je trouvai ce carcinome : tumeur arrondie, bossuée, dure au toucher, présentant à sa base près de deux pouces de diamètre , et s'engageant par son bord inférieur sous l'arcade orbitaire, en se prolongeant jusqu'à l'angle interne de l'œil droit ; ulcération profonde du sommet à la base, présentant un diamètre d'un pouce à peu près, le fond de cette plaie offrait une escharre grise et pultacée, et ses bords, qui étaient durs, renversés et saignants, avaient très peu de sensibilité.

Cette affection me parut d'abord moins grave qu'elle ne l'était réellement ; j'avoue qu'au premier examen je crus qu'il me serait facile de m'en rendre maître, sans cependant me dissimuler la difficulté d'atteindre la portion de la tumeur engagée sous l'arcade orbitaire ; je résolus donc de l'attaquer de la manière suivante : après avoir soigneusement rempli toute la profondeur de l'ulcération avec de la charpie enduite de cérat, j'enlevai l'épiderme qui revêtait le reste de la tumeur avec une solution concentrée de potasse caustique, et quelques minutes après j'appliquai sur toute cette surface un feuillet de la pâte plagédénique nº 1, ayant deux lignes d'épaisseur ; après huit jours j'obtins une escharre d'un demi-pouce d'épaisseur, qui diminua d'autant la tumeur dont l'aspect des chairs était des plus satisfaisants. Une seconde et même application fut faite incontinent, et donna, après huit jours, aussi le même résultat. J'attaquai enfin la portion carcinomateuse sous-orbitaire, et tout jusque-là se passa si bien que je ne m'occupai plus que de pansements simples avec la pommade oxygénée étendue sur

dés plumaceaux de charpie, pour obtenir la cicatrisation de la plaie ; mais tout à coup, sans
que je puisse bien m'en expliquer la cause,
toute l'étendue de cette plaie se recouvrit d'une
couenne grisâtre pultacée semblable à ce que,
de prime-abord, j'avais remarqué au fond de
l'ulcération, et cette espèce de sphacèle fit de si
rapides progrès en douze ou quinze jours qu'aucun moyen ne fut capable de les arrêter. Enfin,
après un mois, l'os se découvrit sur un point,
quelques nécroses se détachèrent, l'état général
du malade changea avec la même rapidité, et
il succomba le 6 août 1835.

De telles conditions pathologiques sont fort
rares ; depuis douze ans ce cas est le second
qui se soit offert dans ma pratique, et encore,
dans le premier, la malade n'a pas succombé,
comme on le verra plus loin.

12e *fait. Insuccès.*

Une jeune dame portait à la cuisse gauche
un fongus volumineux ; d'habiles médecins n'a-
vaient pu parvenir à le maîtriser ; en désespoir
de cause on s'adressa à moi : j'essayai, en présence du médecin de la malade, l'emploi de la
pâte phagédénique; à plusieurs reprises elle pro-
duisit de belles et épaisses escharres, mais sans
succès parceque pendant le temps très court
(onze jours) qui s'écoulait depuis le moment de
l'application jusqu'à celui de la complète énu-

cléation, la partie du fongus qui n'était pas
cautérisée repoussait avec promptitude, et
semblait ainsi se jouer de nos efforts.

On proposa à la malade l'ablation de la tumeur, afin de pouvoir appliquer le caustique
sur les racines mêmes du fongus, c'était le seul
moyen de réussir; malheureusement le courage
de cette victime d'un mal redoutable recula
devant les douleurs de l'opération, et peu de
temps après elle succomba.

Nous inférerons de ce fait que dans tous les
cas identiques il faudra, avant l'application du
caustique, recourir à l'instrument tranchant,
lorsque les malades voudront bien y consentir.

13ᵉ *fait. Insuccès.*

Un fongus était situé sur la partie supérieure
et intérieure du tibia de la jambe droite chez
une femme qui avait un commencement de tumeur blanche au genou.

Ce fongus était recouvert d'un tégument
d'aspect cancéreux et traversé d'un séton; j'enlevai la mêche du séton et la remplaçai par un
morceau de la pâte phagédénique, qui détruisit
en peu de jours le sommet et le milieu de la tumeur; mais m'apercevant, après une seconde
et une troisième application que le fongus se
reproduisait, j'en découvris la cause en plon-
geant mon doigt selon son axe et en arrivant
immédiatement sur le tibia, que je trouvai pro-

fondément altéré : alors je conseillai à la malade de se faire pratiquer l'amputation du membre comme seule ressource dans un cas aussi grave ; cette opération fut faite avec succès par M. le professeur Roux.

14ᵉ *fait. Insuccès.*

Voici un fait qui prouve ce que j'ai déjà avancé, que dans les cas de diathèse confirmée les guérisons de cancers extérieurs les mieux constatées ne peuvent prolonger l'existence des malades profondément cancéreux.

Une dame de quarante ans avait toute la partie antérieure droite de la poitrine jusqu'aux fausses côtes recouverte d'un cancer (1), et l'épaule du même côté, ainsi qu'une partie du dos, parsemées de tubercules ; j'obtins la résolution de ces tubercules en employant la pommade résolutive et la guérison complète du cancer par deux applications de la pâte phagédénique.

Une hydrothorax qui compliquait la maladie avait même disparu dès le commencement du traitement ; malheureusement la santé générale de cette dame était si délabrée, qu'elle suc-

---

(1) Je ne pus me dissimuler en commençant ce traitement quel sort attendait la malade, même après la guérison du cancer, mais je dus céder aux pressantes sollicitations de cette dame et de sa mère.

J'ai cité ces trois observations dans mes Mémoires aux membres de l'Académie de médecine.

comba peu de temps après la cure du cancer : plusieurs médecins habiles pensèrent, ainsi que moi, que sa mort devait être attribuée à la présence de nombreux tubercules cancéreux situés dans les poumons, le foie et le mésentère.

5ᵉ fait. *Guérison.*

Madame Lond..... âgée d'environ 56 ans, habitant la commune de Sainte-Geneviève-des-Bois, entre Monthléry et Corbeil, me fit appeler dans les premiers jours du mois de juin 1835, afin de savoir si ma méthode de traitement était encore applicable à un vaste cancer qui avait résisté à trois opérations habilement pratiquées par M. le docteur Blandin.

Voici l'état dans lequel je trouvai la malade :

Enorme cancer s'étendant en longueur immédiatement depuis la clavicule droite jusqu'au dessous du sein (8 pouces d'étendue), et en largeur depuis le sternum jusqu'à la partie externe du sein (5 pouces 1/2 de largeur). Depuis deux années que la troisième opération avait été subie ce cancer avait pris en épaisseur un accroissement considérable ; la partie supérieure formait un relief de près de deux pouces d'épaisseur, qui insensiblement allait en diminuant jusqu'à sa partie inférieure. Toute sa surface était fort dure, douloureuse, saignante et sécrétait un ichor des plus fétides ; çà et là elle était parsemée de trajets fistuleux, dont l'un d'entre eux abou-

7

tissait directement sur le sternum. Toute l'habitude du corps avait une teinte jaune-paille, le visage était bouffi, les cuisses, les jambes et les pieds tellement gonflés que madame Lond... marchait avec une peine extrême, indépendamment de ces symptômes fâcheux, elle toussait continuellement et avait peu de sommeil.

Dans une conjoncture aussi grave je ne pus promettre une cure radicale à la malade, mais seulement de l'amélioration dans sa position, et je ne dissimulai point à M. le docteur Thyon, son neveu, demeurant à Monthléry, qui m'accompagnait, combien cet état me paraissait alarmant. Cependant madame Lond.... ayant encore de l'appétit, étant sans fièvre et ses forces assez bien conservées, je la décidai à se rendre à Paris, et je commençai immédiatement le traitement.

Deux applications du caustique de Vienne, faites consécutivement et suivies le lendemain de la pâte de chlorure de zinc n° 1, ayant trois lignes d'épaisseur, donnèrent, après douze jours, une escharre de près d'un pouce d'épaisseur, quatre autres applications furent faites à quinze et dix-huit jours d'intervalle avec la préparation de chlorure de zinc modifiée, indiquée à la page 48, à laquelle je crus devoir donner la préférence comme étant moins douloureuse que les autres. Tout étant enlevé, la plaie fut circonscrite de bandelettes enduites de pommade oxygénée, la surface légèrement touchée, de deux jours l'un, avec le nitrate d'argent et du reste recouverte de compresses fenêtrées et de charpie sèche; madame Lond...., désirant retourner chez elle, je n'y vis aucun inconvénient, et je priai M. le docteur Thyon de suivre aussi cette marche jusqu'à cicatrisation complète, ce qui fut obtenu, à mon grand étonnement, après quatre mois, malgré la fistule sternale.

Le traitement interne consista dans l'usage du sirop oxygéné, durant deux mois, avec les préparations ferrugineuses, et fut complété par le sirop dépuratif indiqué à la page 61 de cet ouvrage.

Sous l'influence des deux traitements combinés la santé de la malade s'est progressivement rétablie, et la bouffissure du visage ainsi que l'œdématie des extrémités inférieures se sont insensiblement dissipées.

16e *fait. Guérison.*

Madame Vin....; âgée de 52 ans, demeurant à Versailles, boulevard du Roi, n° 1, à la suite de longs chagrins, et sans autres causes connues, éprouva pendant quelque temps de la douleur et des élancements dans le sein gauche, puis vit une tumeur s'y développer, et une autre sous l'aisselle; en peu de temps elles firent des progrès rapides au point de ne plus former qu'une seule masse bossuée; de part et d'autres ces tu-

meurs avaient contracté des adhérences telles
que plusieurs chirurgiens habiles jugèrent l'opération par l'instrument tranchant impraticable.
Ce fut dans cet état que vint me consulter madame Vin...; sa santé générale était encore
assez bonne, mais la teinte jaune-paille de son
visage ainsi que l'aspect dartreux de la tête et
du nez attestaient déjà une altération profonde.

J'appliquai consécutivement deux fois le caustique de Vienne et, immédiatement après, la
pâte de chlorure de zinc n° 1, de trois lignes
d'épaisseur, sur toute la masse qui avait un aspect froncé et ratatiné; j'obtins le douzième jour
une escharre d'un pouce avec une dépression
analogue sur le sein et sous l'aisselle, résultant
de la perte de substances; je continuai le traitement par trois autres applications du caustique
modifié, avec toutes les précautions qu'exigeait
les dispositions anatomiques des parties malades:
les pansements furent faits comme dans l'observation précédente, et trois mois suffirent pour
obtenir une complète guérison.

Le traitement interne a consisté dans l'usage
des sirops oxygénés et dépuratifs concentrés, et
dans les préparations ferrugineuses. Quarante
bains de Barèges ont été également administré
pour combattre l'affection herpétique, et aujourd'hui madame Vin.... jouit d'une santé
excellente.

17 *fait. Guérison.*

Mademoiselle V**** de Monthléry, près Paris, âgée de 13 ans, me fut adressée par M. le docteur Thyon pour une affection fongueuse érectile, qui avait son siége sur le front et sur le milieu de chaque joue, et présentait par conséquent trois tumeurs. Ces tumeurs de couleur grisâtre, et qui étaient assez dures au toucher, laissaient suinter une humeur lymphatique qui, en se desséchant, formait croûtes. Celle du front avait cela de remarquable qu'elle augmentait de volume chaque fois que le sang, par suite d'émotions, se portait au visage. Durant plusieurs années cette jeune personne avait été soumise à toutes espèces de traitements, et en dernier lieu un de nos plus célèbres chirurgiens avait proposé l'ablation de ces tumeurs par l'instrument tranchant ; mais la malade et ses parents s'y étant refusés elle fut confiée à mes soins dans le mois d'octobre dernier. En un laps de trois semaines, je pratiquai douze cautérisations, avec le chlorure d'or, qui suffirent pour tout emporter et presque sans douleur, la cicatrisation fut bientôt obtenue par quelques pansements simples, sans laisser de traces apparentes. Cette jeune personne étant très lymphatique, je prescrivis à l'intérieur le sous-carbonate de fer.

18e *fait. Guérison.*

Madame V......, âgée de quarante ans, de-

meurant au Vauroux, près Beauvais (Oise), parfaitement réglée, ayant toujours joui d'une
excellente santé, vint me consulter au mois de
juillet dernier (1835), pour un énorme squirrhe
qui occupait tout le sein droit, dont le bout était
rentré au centre de la tumeur qui était froncée,
déprimée et ratatinée avec adhérence sur le
muscle grand pectoral, les glandes sous-axillaires
du même côté étaient très engorgées, et, ainsi
que la tumeur cancéreuse, étaient le siége
d'élancements spontanés fort douloureux. La
malade attribuait cette affection à un coup porté
sur le sein. Elle était très affligée de son état et
de la teinte chlorotique de toute l'habitude de
son corps.

Je commençai le traitement par une seule
application du caustique de Vienne, dont j'enlevai immédiatement l'escharre, et le lendemain
je plaçai sur toute l'étendue de la tumeur un
morceau de la pâte de chlorure de zinc nº 1,
ayant quatre lignes d'épaisseur ; quatorze jours
après la masse se détacha, et une suppuration
abondante dégorgea tous les tissus environnants;
des pansements simples avec la pommade oxygénée et quelques légères cautérisations avec le
nitrate d'argent suffirent pour cicatriser la plaie
en six semaines.

Des applications fondantes, employées sous
l'aisselle, ont déjà détruit la presque totalité
de l'engorgement axillaire que j'avais pensé
devoir céder à ce moyen.

Le sirop oxygéné à hautes doses, ainsi que les préparations ferrugineuses et quelques purgatifs minoratifs, ont suffi pour faire disparaître la teinte jaune du corps et rétablir complétement la malade.

19e *fait. Insuccès par indocilité de la malade.*

Madame la comtesse de Saint-M**** demeurant au Mont-Valérien, près Paris, vint me consulter le 2 novembre 1834, pour un cancer qui offrait le volume des deux poings, et qui pendant un an avait été traité infructueusement par des topiques de tous genres. Cette affection me parut fort grave et fut aussi jugée telle par M. le professeur Dubois. Après avoir préparé la malade pendant quinze jours par des bains, des cataplasmes émolliens-narcotiques et quelques calmants donnés à l'intérieur, j'appliquai sur toute la surface malade un morceau de la pâte phagédénique n$_o$ 1, de quatre lignes d'épaisseur, qui atteignit les tissus malades à un pouce 1/3 de profondeur, ainsi que l'atteste l'escharre que j'ai conservée dans une solution de sublimé; une seconde application semblable à la première fut faite douze jours après, et donna le même résultat, mais une troisième était encore indispensable et avant d'y procéder je jugeai à propos de laisser reposer quinze jours madame de St-M****. Une suppuration abondante et de très bonne nature ne cessa de couler pendant ce temps; et

comme cette dame avait quelques prétentions
en médecine, elle se prévalut de son expérience
pour me soutenir qu'il serait très fâcheux d'arrêter cette suppuration et qu'elle rejetterait toujours tout ce qui tendrait à la supprimer ou
même à la diminuer ; malgré toutes mes instan-
ces je ne pus enfin la décider, et cette lutte entre elle et moi dura un mois de temps, pendant
lequel le mal avait fait des progrès. A cette époque, une consultation eût lieu entre MM. les docteurs Jules Cloquet, Gaudriot et moi. La témé-
rité de Mme de Saint-M*** fut fortement blâmée
et il fut décidé qu'une troisième et énergique
application de la pâte de chlorure de zinc serait
faite, et même une quatrième si je le jugeais
nécessaire. Notre malade plus docile apprécia
nos raisons et consentit à se soumettre à notre
prescription ; mais quel fut mon étonnement le
surlendemain de la trouver dans une disposition
toute contraire ; peu de temps après j'eus le mot
de l'énigme : j'appris qu'un médecin, que je ne
nommerai pas, crut devoir la détourner de mes
soins en lui donnant l'espoir de la guérir au
moyen de cataplasmes de carottes et de ciguë ;
mais en peu de temps le cancer de madame de
Saint-M*** fit d'effrayants progrès en envahis-
sant le dos et l'épaule, et enfin elle succomba.

20e fait. Guérison.

Madame L., rue Cadet, n° 24, âgée de cinquante ans, ayant constamment joui d'une bonne santé ; à la suite de violents chagrins occasionnés par des revers de fortune et la perte d'un mari qu'elle chérissait, fut prise sans autres antécédents d'un engorgement peu douloureux de tout le sein droit et de l'aisselle du même côté, qui n'inquiéta plus tard la malade que par l'accroissement de son volume et non précisément par la douleur assez obtuse qu'elle y ressentait. Madame L. ayant en grande aversion toute opération par l'instrument tranchant, se décida à me faire appeler le 29 février 1835 ; après avoir examiné attentivement le sein, je remarquai qu'il y avait partout adhérence avec les muscles grand et petit pectoraux, le mamelon était complétement rentré, et la peau du sein froncée au pourtour, vrai caractère pathognomonique du cancer *fibro-cartilagineux* ; les ganglions axillaires très durs et assez développés adhéraient fortement au bord postérieur du grand pectoral, et je pus me convaincre, en cette conjoncture, que nulle opération chirurgicale n'était proposable, j'appliquai le lendemain et le surlendemain la pâte de Vienne, puis immédiatement celle de chlorure de zinc, ce qui, après treize jours me donna une escharre très profonde ; mais il restait encore des portions forts dures que je parvins enfin à détruire par deux légères applications de mon caustique modifié, la plaie se cicatrisa assez lentement, et après quelques mois la malade fut parfaitement rétablie, et depuis n'a cessé de jouir d'une santé excellente. Le *sirop oxygéné* étendu d'eau fut le seul médicament administré à l'intérieur.

21_e *fait. Guérison.*

Madame D....., de la Touraine, demeurant à Paris, rue Bergère, hôtel Bergère, portait au sein droit un énorme cancer que la malade attribuait à des chagrins de tous genres; elle se rendit à Paris, où elle consulta notre célèbre Dupuytren et plusieurs autres habiles chirurgiens, qui tous lui proposèrent l'opération par l'instrument tranchant, comme chose très pressante; mais madame D. ne put s'y résoudre, et était décidée à retourner chez elle lorsque le hasard fit qu'on lui parlât de moi, et qu'elle crut devoir prendre, sur les résultats de ma pratique, des renseignements auprès de M. le docteur Itard, qui l'ayant satisfaite la détermina à se confier à mes soins. Trois applications de la pâte de chlorure de zinc suffirent pour détruire un mal grave et qui avait déjà jeté des racines profondes. L'usage seuls des purgatifs et du sirop oxygéné suffirent pour faire disparaître la teinte chlorotique de toute l'habitude du corps.

22.e *fait. Guérison incomplète de la malade par
sa mort accidentelle.*

Madame M.... de Rouen, âgée de cinquante-
deux ans, tempérament lymphatico-sanguin,
embonpoint très prononcé, vit se former spon-
tanément dans le milieu et dans toute la région
inférieure du sein droit un engorgement qui
tout indolent qu'il était prit en quelques mois
beaucoup de développement; comme cet acci-
dent avait été jusque-là sans douleur la malade
n'y fit quelque attention que lorsqu'elle s'aperçut
que cet engorgement, qui était plus volumi-
neux que le poing, se fronçait, se ratatinait et
suintait à sa partie déclive; alors, commençant
à concevoir des craintes, elle consulta à Rouen
M. le docteur Flauber, chirurgien des plus distingués, qui n'y voyant aucune opération à pratiquer à cause de l'adhérence de cette tumeur
par tous ses points avec les muscles pectoraux,
l'engagea à se rendre à Paris pour consulter
M. le professeur Marjolin, qui, partageant la
manière de voir de son confrère de Rouen, ne
vit d'autres ressources que dans mon traitement.

Après avoir préparé pendant quelques jours
madame M... par des bains, des cataplasmes
locaux et des boissons calmantes, je procédai à
deux applications de la pâte de Vienne faites
le même jour, et le lendemain, après avoir en-

levé la plus grande partie de l'escharre je plaçai
quatre lignes d'épaisseur de la pâte de chlorure
de zinc qui, après douze jours, fit détacher une
autre escharre qui nous laissa voir au-dessous
et sur toute l'étendue du sein une plaie ver-
meille, laquelle avait au moins deux pouces
de profondeur, MM. les docteurs Marjolin,
Delpech et Létalnet, ainsi que M. Hernandez,
pharmacien, furent surpris d'un tel resultat,
et tous convinrent que s'ils n'avaient été témoins
du procédé mis en usage, qu'ils eussent été
tentés de croire qu'une plaie aussi profonde et
aussi nette résultait d'une opération récemment
pratiquée avec le bistouri. Mais tout n'étant pas
entièrement détruit j'attaquai encore la partie
interne du sein pendant que la partie opposée
se cicatrisait; cette dernière région, qui était
aussi la plus affectée, nécessita quatre applications, qui enfin offrirent des tissus sains. Tout
allait bien, le sommeil, l'appétit et les forces,
l'embonpoint même avait peu perdu; la plaie
qui présentait une surface unie avait tout au
plus un pouce d'étendue, lorsqu'une affection
rhumatismale, qui avait eu long-temps son
siége sur le bras droit, se transporta tantôt aux
reins, tantôt aux cuisses, et enfin dans le dos,
laissant du reste de fréquentes intermittences,
vint déranger la santé de madame M. J'établis
un cautère au bras gauche, je la soumis à l'u-
sage des dépuratifs et des bains d'eau douce :

les douleurs diminuèrent, et la malade désirant passer le reste de la belle saison à une terre qu'elle avait en Champagne, j'y consentis, en lui recommandant l'usage des bains sulfureux artificiels ; mais les douleurs rhumatismales augmentèrent cruellement en conservant le caractère intermittent; des nouvelles récentes m'annoncèrent une rémission notable des symptômes, et douze jours après M. Hernandez vint m'apprendre la mort subite de madame M. D'après les renseignements ultérieurs qui me sont parvenus, j'ai été à même de penser qu'une métastase rhumatismale s'était opérée sur le cerveau, et avait donné lieu à une apoplexie foudroyante.

28e fait. *Guérison.*

Madame A***, rue de Grenelle Saint-Germain, n. 36, âgée de cinquante-un ans, depuis long-temps maladive par suites d'affections morales, vit se développer lentement un engorgement du sein, qui sans grande douleur envahit progressivement la presque totalité de cet organe jusqu'à l'aisselle, ce mal resta ensuite stationnaire pendant dix-huit mois, puis le sein se fronça dans son milieu et s'ulcéra. La malade tourmentée sur sa position, se présenta à la Charité pour y recevoir des soins ; mais l'ablation ayant été jugée impraticable à cause de l'étendue du cancer et de ses adhérences, madame A*** n'y resta que peu de temps, et suivi chez elle les sages conseils qui lui avaient été donnés. Ce ne fut que cinq ou six mois après qu'elle se présentât chez moi : son mauvais état de santé compliquant une affection fort grave, me fit hésiter un moment à la soumettre à mon traitement ; cependant, je m'y déterminai à ses sollicitations, et je parvins enfin en deux mois à enlever complétement la masse et à obtenir une bonne cicatrisation ; mais, malgré le traitement externe, sa santé trop délabrée ne put se rétablir, et quelques mois après survint une affection gastro-intestinale, qui épuisa lentement les forces de la malade.

24e fait. *Guérison.*

Madame S***, de Neuf-Moulins, près Verviers (Belgique), âgée de soixante ans, tempérament sanguin, constitution robuste, s'était toujours bien portée jusqu'à l'âge de quarante ans, époque où une affection dartreuse rebelle, apparut sur toute la périphérie du corps, et où d'assez violents chagrins dérangèrent aussi sa santé. Elle se confia à mes soins dans le mois de mai 1835, pour une affection cancéreuse du sein droit, offrant le volume d'un œuf d'autruche allongé, en outre toute la surface du sein était parsemée de tubercules cutanés squirrheux ; cette masse était partout adhérente et fréquemment le siége d'élancements et de picotements

douloureux. J'avoue que le volume énorme de
ce carcinome, l'extrême sensibilité de la malade ainsi que son manque de fermeté, furent
des considérations qui m'arrêtèrent plusieurs
jours; pendant ce temps j'étudiai le caractère
de la malade et cherchai à la familiariser avec
tout ce qu'elle devait supporter pour arriver à
la guérison; mais aussitôt qu'elle se fut décidée, je me hâtai de faire trois applications de
la pâte de Vienne, une seule de la pâte de
chlorure de zinc, et deux du caustique modifié;
en deux mois j'obtins par ces moyens la destruction totale de la masse cancéreuse, la cicatrisation marcha rapidement, et ne fut plus tard
entravée que par quelques nouveaux tubercules cutanés, qui survinrent non loin des bords
de la plaie, je les attaquai avec le chlorure d'or,
et commençai de suite le traitement interne
avec le sirop concentré et les préparations ferrugineuses, quelques purgatifs me furent aussi
utiles. Madame S***, impatiente de revoir sa
famille, retourna chez elle avec toutes les ins-
tructions nécessaires pour opérer la destruction
des tubercules; plusieurs lettres d'elle m'ont appris que sous l'influence de ce traitement et de
quelques bains sulfureux, sa force et son embonpoint s'étaient parfaitement rétablis.

25e fait. *Guérison prochaine.*

Mademoiselle H*, de Verviers (Belgique)**

âgée de cinquante ans, vint me consulter en février pour une affection cancéreuse datant de
huit années, et qui, rebelle aux divers traitements mis en usage par d'habiles chirurgiens,
avait pendant ce temps exercé d'horribles ravages : toute la région temporale droite était en
partie détruite ou transformée en tissus lardacés
et saignants, les os coronal, temporal et pariétal
étaient entièrement nécrosés à leur point de
réunion sur une largeur d'un pouce et demi, le
tout circonscrit d'un large bourrelet carcinomateux, ayant environ un pouce d'épaisseur ;
en outre deux trajets fistuleux de mauvaise nature existaient l'un dans l'épaisseur du sourcil
et l'autre dans la direction de l'arcade zygoma-
tique, cancer qui, en totalité, recouvrait une
surface de quatre pouces de diamètre. Je puis
dire que jamais affection ne me parut plus grave
et plus hérissée de difficulté pour le traitement.
J'invitai M. le docteur Amussat à voir la malade, et bien que son opinion lui fût peu favo-
rable, j'appliquai en sa présence la pâte de
chlorure de zinc sur toute la région affectée en
recouvrant chaque partie d'un numéro convenable à son épaisseur, le neuvième jour l'escharre s'étant détachée laissa voir une surface
plane sur laquelle le bourrelet carcinomateux
était enlevé jusqu'au péricrâne, et la plupart
des tissus lardacés et fongeux qui revêtaient les
os nécrosés entièrement détruits. Pendant un

laps de neuf mois, de légères applications furent faites de nouveau sur toutes les parties
qui l'exigeaient, ainsi que les pansements les
plus appropriés ; les nécroses se détachèrent
lentement en laissant apercevoir une portion
de la dure-mère, la plaie se rétrécit chaque
jour, et les progrès sont tels aujourd'hui que
sous très peu de temps la cicatrisation sera pro
bablement complète.

Le traitement interne a consisté dans le sirop oxygéné, uni aux préparations ferrugineuses, et dans le sirop concentré et les bains sulfureux.

MM. les docteurs Amussat, Deguise, Edouard-
Louis ont été témoins de toutes les phases de
ce long traitement, qui a certainement dépassé
notre espoir dans ses résultats.

26ᵉ *fait. Guérison.*

Madame A. B.., rue Saint-Nicolas d'Antin, 73,
âgée de trente-quatre ans, ayant l'apparence de
la plus belle santé, fut atteinte il y a trois ans
d'une affection cancéreuse de la mamelle droite,
qui en nécessita l'ablation ; cette opération fut
pratiquée avec toute l'habileté qui distingue
M. le docteur B** ; mais, peu de temps après la
cicatrisation, un groupe de onze tumeurs de
divers volumes apparurent et se développèrent
progressivement sur la cicatrice. La malade, re-
doutant une seconde opération, vint me consul-

ter le 12 juillet 1834 : je constatai alors que toutes ces tumeurs étaient adhérentes, douloureuses et d'un rouge assez vif ; j'enlevai l'épiderme au moyen d'une solution de potasse caustique, et j'appliquai immédiatement la pâte de chlorure de zinc n. 2 ; huit jours après leur chute s'opéra au moyen de cataplasmes adoucissants ; les chairs étaient de bonne nature ; des pansements méthodiques suffirent pour opérer la cicatrisation en deux mois. Les sirops oxygéné, dépuratif concentré, les préparations ferrugineuses et des bains sulfureux composèrent tout le traitement interne.

27e *fait. Guérison.*

M. D***, rue Saint-André-des-Arts, 61, âgé de dix-neuf ans, portait depuis long-temps une affection strummeuse, combattue sans succès par des médecins recommandables ; elle formait, tant sur le côté droit du cou qu'à sa partie antérieure, un volume équivalent aux deux poings ; je fis abcéder tout ce qui était susceptible de se résoudre par la suppuration, j'employai ensuite avec persévérance les pommades les plus résolutives, qui en un laps de cinq mois produisirent une amélioration remarquable ; mais deux tumeurs ulcérées, rouges, saignantes et fort douleureuses, avaient été rebelles et semblaient chaque jour prendre un plus mauvais aspect ; l'une était située au dessous de l'apo-

physe mastoïde, et l'autre sur le trajet de la ca-
rotide : toutes deux étaient évidemment cancéreuses. Je les attaquai par la pâte de chlorure
de zinc avec toutes les précautions qu'exigeait
la disposition anatomique de l'une d'elles, et je
fus assez heureux pour mettre fin promptement
à une affection qui compromettait gravement
la vie de M. D***: depuis ce temps il jouit d'une
brillante santé. Le traitement interne auquel je
l'ai soumis y a puissamment contribué.

28e fait.

Madame D....., rue d'Enfer, 60, âgée de
quarante-quatre ans, tempérament lymphatique, fut opérée en l'année 1834 d'un énorme
carcinome de la mamelle gauche par M. le professeur Jules Cloquet ; mais, malgré les soins
les plus assidus de cet habile chirurgien, la cicatrisation ne s'obtint que tard et difficilement.
Elle ne fut même jamais solide, car peu de mois
après la plaie se rouvrit et se tuméfia dans les
environs jusqu'à l'aisselle ; tout annonçait une
grave récidive, et dans cette fâcheuse conjoncture M. le docteur Cloquet crut devoir me
faire appeler auprès de la malade ; après un
examen attentif du sein affecté je pensai qu'il
était encore possible d'en essayer la guérison ;
mais la malade étant retenue au lit depuis quelques mois par une affection sciatique fort douloureuse, joint à son mauvais état général, ce fut

pour moi une circonstance qui m'obligea d'ajourner mon opération. Cependant six semaines plus tard, M. D..... vint m'annoncer que sa femme était bien moins souffrante et qu'elle m'attendait avec impatience. Après m'en être assuré avec M. le docteur Girou, qui suivait la malade avec M. Cloquet, je commençai le lendemain à appliquer le caustique de Vienne, puis suivirent plusieurs autres applications de mon caustique modifié, avec lesquelles je parvins à enlever tout ce qui faisait relief; la plaie se rétrécit rapidement, puis alternativement se rouvrit et se cicatrisa; mais le mauvais état de madame D..... me priva d'avoir recours à aucune médication interne. Ses douleurs sciatiques, des vomissements et un malaise général qui existent depuis long-temps, ne me donnent aucun espoir de la sauver. Sans des circonstances aussi défavorables il est probable que madame D..... se fût rétablie.

29ᵉ *fait. Guérison.*

Madame la baronne de K...., âgée de quarante ans, s'étant toujours assez bien portée, se tourmentait beaucoup d'un léger carcinome qui depuis long-temps existait à la partie externe du sein gauche en totalité; il pouvait offrir le volume d'un noyau de pêche; une seule application suffit pour l'en débarrasser en dix-huit jours.

En cette circonstance je ne fis faire à la malade aucun traitement interne.

30e *fait. Insuccès.*

Mademoiselle de N***, rue de la Victoire, 26, me fit appeler à la fin de l'automne de 1834 pour lui donner mes soins. Cette demoiselle, âgée de quarante ans, avait été opérée peu de temps avant d'un cancer aigu du sein et de glandes engorgées sous l'aiselle, par M. Guersent fils, l'un de nos chirurgiens distingués ; mais cette affection ayant reparu avec des caractères graves, la malade, ne pouvant se résoudre à une seconde opération, me fit appeler ; je fis en présence de MM. Guersent père et fils et de M. le docteur Blache une application de la pâte de chlorure de zinc nº 1, de quatre lignes d'épaisseur, sur la tumeur du sein, et seulement de deux lignes sous celle de l'aisselle ; les escharres se détachèrent dix jours après, en laissant encore apercevoir de profondes racines, que je combattis de nouveau, mais sans succès ; tous les signes d'une lésion profonde dans d'autres organes essentiels à la vie se manifestèrent ; la maladie devint générale, et mademoiselle de N*** succomba épuisée par une diarrhée colliquative abondante et un flux hémorrhoïdal excessif.

31e *fait. Guérison.*

Madame C***, rue Beaubourg, portait depuis cinq années un cancer adhérent qui avait envahi le sein dans toute son étendue ainsi que l'aisselle ;

les muscles pectoraux et les intercostaux externes étaient compromis dans toute leur épaisseur.
Toute opération chirurgicale devenait impraticable; l'état général de la malade se ressentait
d'une affection aussi ancienne et aussi grave;
ce motif ne me fit consentir qu'avec peine à me
charger d'un mal qui offrait si peu d'espoir pour
un bon résultat; cependant, pressé par tout ce
qui s'intéressait à la malade, je me décidai à la
soumettre à mon traitement, et je parvins par le
moyen de six applications de la pâte de chlorure
de zinc, du caustique modifié et de pansements
méthodiques, à obtenir la cicatrisation de la
plaie; mais le mauvais état général de madame
C*** s'étant opposé à toute médication interne,
je conçois à son égard de vives inquiétudes.
On comprend que dans une circonstance aussi
grave il était impossible d'obtenir un meilleur
résultat.

32e fait. Guérison.

Madame F***, rue de la Jussienne, n. 19,
âgée de quarante-six ans, ayant constamment
joui d'une assez bonne santé et toujours bien
réglée, vint me consulter au mois de mars 1835
pour un engorgement squirrheux, du volume
d'un œuf d'oie, au moins, du sein droit, résultant d'un coup et augmenté par suite de peines
morales vives. Avant d'en venir à l'usage du
caustique je voulus tenter les moyens résolutifs,

mais toutes les préparations réputées telles échouèrent complétement, à l'exception de la pommade résolutive, indiquée à la seconde partie de cet ouvrage, qui opéra une réduction de moitié dans la tumeur, qui ensuite demeura stationnaire ; j'eus alors recours à l'emplâtre fondant de Montpellier et à une médication interne appropriée : ce qui en deux mois détermina une résolution complète de la masse squirrheuse.

33e fait. Guérison.

Madame de C****, de Nantes, vint à Paris dans le courant d'août 1835 pour recevoir mes soins pour une ulcération du col de l'utérus. Cette dame portait à la partie interne du sein gauche une glande engorgée, du volume d'un gros gland de chêne. Cet engorgement, qu'elle attribuait à un coup, était dur et douloureux au toucher, et lui donnait les plus vives inquiétudes ; ce mal me parut de nature à devoir céder facilement à l'emplâtre de Montpellier ; je le mis de suite en usage, sans autre médication, et deux mois suffirent pour résoudre cet engorgement.

34e fait. Guérison.

M. A....., ancien officier de marine, portait au pénis une tumeur squirrheuse, fibro-cartilagineuse, qui recouvrait une partie du prépuce,

Cet engorgement était le siége de douleurs lancinantes très vives et avait été occasionné par des chancres syphilitiques traités sans méthode par des excitants ; le malade était à la veille de subir une opération chirurgicale lorsqu'il vint me consulter ; je tentai l'application de l'emplâtre de Montpellier, et ving-cinq jours suffirent pour faire disparaître entièrement ce squirrhe.

35e fait.

Mademoiselle P..., chez madame G..., rue Bergère, n. 19, portait depuis dix-sept mois deux engorgements carcinomateux des deux mamelles, résultant de coups et aggravés par des chagrins ; des applications de ce même topique, durant deux mois, ont suffi pour les faire dissoudre presque complétement, et j'ai la certitude qu'il n'en restera aucune trace en continuant encore quelque temps ce moyen.

36e fait. Guérison.

M. L*** aîné, négociant à Amiens, âgé d'environ cinquante-cinq ans, tempérament lymphatique, était atteint depuis plus de vingt années de deux affections cancéreuses graves sur le visage, dont l'une avait peu à peu détruit toute l'aile gauche du nez ainsi qu'une petite partie du lobe de cet organe, et l'autre formait sur la région de la fosse canine une tumeur

ulcérée dont la base adhérente avait près de
2/3 de pouce de diamètre. Ce fut en vain que
pendant bien des années ces deux maladies
avaient été simultanément combattues par les
résolutifs et les caustiques de tous genres, et
notamment la pâte arsénicale; enfin M. L***,
considéré comme incurable, avait cessé tout
traitement lorsqu'il vint me trouver accompa-
gné de M. le docteur Dubois, d'Amiens, en présence duquel j'appliquai incontinent le caustique
de Vienne et le lendemain la pâte de chlorure
de zinc, le malade retourna chez lui immédiatement et revint me voir avec le même médecin
quinze jours après : les plaies me parurent belles, cependant je crus par prudence devoir
placer sur leur surface une légère couche de
mon caustique modifié : treize jours après je re-
çus la visite de ces messieurs, et tout me parut
dans l'état le plus satisfaisant : la cure m'a été
depuis confirmée par une troisième entrevue
qui eut lieu quelque temps après, et beaucoup
plus tard encore par une lettre que M. L***
m'a adressée. Le traitement interne *a seul consisté dans l'usage des eaux* d'Helbrunn, édul-
corées avec le sirop concentré.

37e fait. Guérison.

Madame H...., rue Saint-Dominique-Saint-
Germain, 23, âgée de soixante-quatorze ans,
avait tout le côté gauche du nez recouvert par

un champignon cancéreux qui comptait plusieurs années d'existence, et qui, pendant deux
ans avait été rebelle aux caustiques sagement
employés, lorsqu'elle me fut adressée par M. le
docteur Amussat, qui me témoigna le vif intérêt
qu'il portait à cette dame et le désir qu'il avait
que je lui donnasse mes soins. J'appliquai le
lendemain la pâte de chlorure de zinc, en lui
donnant une épaisseur convenable, et huit jours
après, l'escharre étant tombée, je recouvris la
plaie d'une très légère couche du caustique
modifié, qui suffit avec les pansements appropriés pour le guérir entièrement en deux mois;
ce que mon honorable confrère, M. Amussat, a
bien voulu vérifier, tout en m'avouant qu'il était
loin de compter sur un tel résultat.

58e *fait. Guérison.*

M. O....., charcutier, rue des Marmousets,
2, me fut adressé par M. le docteur H.... pour
une affection rongeante qui avait détruit l'aile
droite du nez et une portion de la peau qui recouvre la fosse canine (*lupus*); cette grave maladie, qui très certainement eût en peu de temps
envahi le reste du nez et une portion du visage,
fut guérie en deux mois par l'usage du chlorure
d'antimoine et des pilules de Plummer, après
avoir résisté long-temps aux autres caustiques;
bien cependant qu'on eût recours simultanément à la même médication interne.

39e *fait. Guérison.*

M. le docteur Honlet, directeur de la maison de convaléscence de Sablonville, âgé de cinquante-six ans environ, portait depuis quatre ans une ulcération à fond lardacé et à bords calleux à la jambe gauche, laquelle était douée d'une si grande sensibilité qu'elle le condamnait souvent au repos le plus absolu. M. Honlet avait durant plusieurs années mis à profit tout ce que lui avait suggéré son expérience et les conseils éclairés des praticiens les plus habiles de Paris, sans en retirer le moindre avantage, lorsqu'il crut devoir se confier à mes soins. Un traitement méthodique à l'aide de cataplasmes d'abord, ensuite de légers caustiques, de la compression douce et de la pommade oxygénée adoucie suffirent pour le guérir complétement en peu de mois. Depuis plus d'une année que cette cure est opérée mon estimable confrère vaque chaque jour librement à ses occupations.

40e *fait. Guérison.*

Madame veuve C..., âgée de soixante-deux ans, chez M. Vicard, rue des Maures, faubourg Saint-Martin, 28, portait depuis plusieurs années un bouton chancreux sur la partie moyenne du nez et une affection semblable qui avait profondément atteint la cloison des fosses nasales. Cette maladie grave avait été traitée sans le moindre succès par diverses méthodes dont madame C... n'a pu me rendre aucun compte. J'attaquai en même temps cette double affection par l'application immédiate de deux petits disques de pâte de chlorure de zinc d'épaisseur convenable, dont l'un détruisit le bouton chancreux de la partie moyenne du nez et l'autre transperça la cloison comme avec un emporte-pièce; après les escharres détachées un pansement d'un mois suffit pour opérer la cicatrisation.

41ᵉ *fait. Guérison.*

Le nommé D...., de Champaugé, près Coulommiers, me fut adressé par le desservant de la commune de Boissy-le-Châtel, Seine et Marne, pour une affection cancéreuse de presque toute la lèvre inférieure, qui s'était exaspérée sous l'influence des préparations arsénicales. J'avoue que cette dégénérescence me parut fort grave, et tous les praticiens savent aussi qu'elle est la plus rebelle à l'instrument tranchant : cependant, malgré ses ravages, qui s'étendaient jusqu'à la partie la plus inférieure de la gencive correspondante, je parvins à m'en rendre maître en un mois par trois applications de la pâte de chlorure de zinc et une seule faite avec le caustique modifié.

Le sirop oxygéné fut prescrit à l'intérieur.

42ᵉ fait. Guérison.

Madame F***, rue des Deux Portes-Saint-Sauveur, 15, portait depuis dix-huit mois une affection cancéreuse, dont le siége était sur le côté gauche du nez, et compromettait également la paupière inférieure qui était en partie détachée et tombait en lambeaux ; maladie fort grave, et qui durant une année avait résisté à divers caustiques ; elle fut guérie en sept semaines, en présence d'un confrère qui me l'avait adressée.

43ᵉ fait. Guérison.

M. le comte de B....., chambellan de l'empereur d'Autriche, âgé de soixante-onze ans, s'était rendu de Pesth (Hongrie) à Paris, afin d'y recevoir mes soins pour une maladie cancéreuse qui siégeait depuis l'angle interne de l'œil sur tout le côté gauche du nez, et sur une portion du côté droit de cet organe ; cette affection, qui datait de six années, avait été aggravée par plusieurs applications de caustique et notamment par les préparations arsénicales, dont une entre autres, faite sans calcul, transperça l'aile gauche du nez ; un bourrelet fibro-cartilagineux de deux lignes d'épaisseur circonscrivait toute l'ulcération, dont la sensibilité a toujours été très développée (cancer aigu).

J'attaquai avec précaution et à plusieurs reprises ce bourrelet et toute la plaie cancéreuse avec la pâte de chlorure de zinc d'abord, et ensuite avec mon caustique modifié, ce qui en quelques mois réduisit cette surface en une plaie simple d'assez bonne nature. Une consultation, qui eut lieu à cette époque avec messieurs les professeurs Dubois et Fouquier, et M. le baron Duvivier, au sujet d'un léger érysipèle, qui survint à la tête de M. le comte de B... leur permit de vérifier ce fait, et, d'après les investigations de ces honorables médecins, nous obtînmes par les commémoratifs des renseignements qui nous obligèrent à prescrire conjointement à mon traitement une médication spéciale pour concourir à la guérison, qui, je pense, ne se fera pas long-temps attendre.

44ᵉ fait. Guérison.

La demoiselle L.... P.... de Montmorency, âgée de seize ans et demi, portait depuis huit ans une affection cancéreuse au visage, qui avait détruit le nez en totalité et la lèvre supérieure en partie ; la langue était perforée dans toute son épaisseur, et toute la région pharyngienne avait horriblement souffert ; cette épouvantable maladie avait résisté pendant huit années aux traitements des plus habiles praticiens. Cette jeune personne, vouée à une mort presque certaine, a été guérie par mon traitement en près de trois mois.

45ᵉ *fait.* *Guérison.*

Madame Rondel, âgée de quarante-deux ans, rue de Grammont, 12, affectée d'un énorme cancer au sein droit, fut habilement opérée par M. le professeur Dupuytren ; peu de mois après l'affection récidiva, et se manifesta par trois tumeurs isolées sur la cicatrice ; deux applications suffirent pour opérer la guérison, qui fut complète en sept semaines.

46ᵉ *fait.* *Guérison.*

M. Valérien V..., rue de Bièvre, 4, affecté à la face d'un cancer datant de sept années et ayant détruit en totalité le nez et une grande partie de la paupière inférieure de l'œil gauche, traité pendant plusieurs années sans succès à Saint-Louis, a été guéri par la pâte phagédénique en quatre mois.

FAITS

RELATIFS AUX ULCÉRATIONS

DE L'UTÉRUS.

1er *fait. Guérison.*

Madame P..., rue du Faubourg-Saint-Martin, 81, vint, il y a deux ans, me consulter pour une maladie de l'utérus, qui était d'autant plus grave que cinq années auparavant elle avait nécessité une opération chirurgicale pratiquée avec succès par M. le docteur Jobert, car la cicatrisation ne se fit pas long-temps attendre ; mais le col utérin n'avait cessé d'être douloureux, et il ne tarda pas à devenir le siége d'élancements presque continuels, accompagnés de tous les symptômes qui caractérisent une ulcération de cette partie à l'état aigu ; ce qui, du reste, fut confirmé par l'examen qu'en firent plus tard MM. les docteurs Pontonnier et Lisfranc, qui, conjointement avec M. le docteur Gondret, donnèrent à la malade les soins les plus assidus et les mieux dirigés : plusieurs cautérisations, des saignées générales et locales, des grands bains alternativement avec des bains de siége adoucissants, des injections narcotico-émollientes, des ventouses sèches, la pommade ammoniacale employée sur les lombes comme agent révulsif, des injections légèrement astringentes, tels furent les moyens tentés avec une grande persévérance pendant un laps de plusieurs années, et auxquels résista cette affreuse maladie. Ce fût dans ce fâcheux état que madame P... vint me consulter, il y a deux ans ; elle était alors fort affaiblie et souffrante : la teinte jaune de son visage simulait celle de la chlorose, sa santé paraissait profondément altérée, des flueurs blanches mélangées de suppuration et de sang, ayant une odeur *sui generis*, ne cessaient de couler ; avec cela des douleurs locales très vives, accompagnées de déchirements dans les lombes et de tiraillements dans les cuisses, ainsi que tous les autres phénomènes sympathiques auxquels ces maladies, parvenues à ce degré, donnent lieu sur l'appareil digestif. J'observerai qu'à travers tous ces désordres la menstruation était assez régulière. Le lendemain, l'examen que je fis de la partie affectée au moyen du spéculum me fit reconnaître une ulcération large non profonde, avec engorgement considérable du col utérin.

Sans me dissimuler la gravité d'une maladie aussi rebelle, je ne perdis point l'espoir, sinon de guérir madame P..., au moins d'améliorer son état. Des ventouses scarifiées appliquées sur les lombes, à des intervalles rapprochés, ainsi que des cataplasmes émollients fortement narcotiques et injectés dans le vagin durant un mois, auxquels je joignis à l'intérieur l'esprit de Mindérérus, ainsi que l'usage du sirop oxygéné étendu d'eau, suffirent pour diminuer notablement et les douleurs et l'engorgement du col. Je me bornai, dans cette circonstance, à modifier l'ulcération par de légers attouchements pratiqués avec des bourdonnets imbibés d'huile de chlorure de zinc; et plus tard, lorsque toute douleur eut cessé, par une cautérisation fort légère avec mon caustique liquide, suivie immédiatement d'injections froides. Cette seule médication, que pendant deux mois encore je fis suivre de deux petits moxas, appliqués de chaque côté du sacrum, de topiques narcotiques sur la partie malade, et dans les derniers temps d'une pommade résolutive composée avec la pommade oxygénée préparée d'après ma formule, en y incorporant un scrupule de minium et de calomel par once, opéra une guérison complète. Plusieurs de mes confrères ont été témoins de ce résultat. Depuis cette époque, il n'y a point eu de rechutes, et la santé de madame P... serait bonne sans une affection du rectum, qui concomitamment existait avec la maladie utérine.

2ᵉ *fait. Guérison.*

Madame De......., rue Sainte-Marthe, 4, vint, il y a quinze mois, me consulter pour des douleurs de matrice qu'accompagnaient des tiraillements dans les lombes et des pertes blanches assez souvent teintes de sang ; l'approche de son mari lui était fort douloureuse, et sa santé très dérangée ; la menstruation néanmoins était régulière et plus abondante que dans l'état normal.

L'exploration de la partie malade faite avec le doigt fut très douloureuse, et le spéculum, introduit immédiatement, me fit découvrir une ulcération centrale qui se déprimait dans l'intérieur de l'utérus ; le plus léger attouchement déterminait l'écoulement du sang sur cette partie. Comme dans l'observation précédente, je m'appliquai pendant un mois, par l'usage des mêmes moyens, à détruire l'inflammation du col de l'utérus ; puis je fis à dix jours de distance quatre cautérisations consécutives, dont deux superficielles et deux à un demi-pouce de profondeur dans la cavité de l'organe ; elles ne furent suivies d'aucune douleur, et amenèrent promptement un heureux résultat ; car, quinze jours après la dernière opération avec le caustique, la cicatrisation fut complète. Je fis encore continuer les moyens narcotiques locaux, consistant en injections et topiques, avec le soin de les faire suspendre huit jours avant l'époque des règles, et j'opérai une révulsion soutenue pendant un mois, au moyen de la ceinture emplastique. La malade, que j'ai eu occasion de revoir plusieurs fois depuis sa guérison, jouit d'une bonne santé ; seulement, durant quelques mois encore, de temps à autre, des douleurs lombaires se firent sentir : mais aujourd'hui tout a disparu. Le sirop oxygéné étendu d'eau a été administré durant tout le temps du traitement, conjointement avec l'esprit de Mindérérus et quelques pilules d'extrait d'aconit.

3e fait. Guérison.

Madame de V...., rue du Sentier, 3, âgée de cinquante-deux ans, tempérament lymphatico-sanguin, toujours bien réglée jusqu'à quarante-cinq ans, ayant eu plusieurs enfants et mené une vie très régulière, vint, il y a un an, me demander des conseils relativement à des douleurs de reins qui retentissaient jusque dans ses cuisses, et pour des flueurs blanches dont la couleur et l'odeur lui donnaient de vives inquiétudes. Un médecin de mérite qu'elle avait consulté, et qui avait cru pouvoir se dispenser d'explorer la partie affectée, lui conseilla quelques moyens palliatifs, après l'avoir entièrement rassurée ; mais les mêmes symptômes n'en continuèrent pas moins.

Le toucher que je pratiquai d'abord me décela une douleur assez vive avec gonflement et dureté du col, et le spéculum me fit ensuite apercevoir plusieurs points ulcérés. Je débutai par une application de sangsues aux aines ; j'employai aussi pendant trois semaines les moyens calmants locaux que je mets habituellement en usage ; l'huile de chlorure de zinc fut ensuite le seul caustique auquel j'eus recours pour modifier les petites ulcérations, qui ne tardèrent point à se cicatriser. La pommade stibiée, employée en frictions sur les lombes, le ventre et les cuisses, fut le moyen révulsif mis en pratique dans ce cas. Durant quelques mois encore des douleurs nerveuses se firent ressentir *dans les reins ;* mais, du reste, la santé était parfaite. Plusieurs explorations ultérieures m'ont démontré le bon état des parties, qui jadis étaient le siége du mal.

Le sirop oxygéné fut encore avec l'esprit de Mindérérus la seule médication interne.

4ᵉ *fait. Guérison.*

Madame B......, rue Ménilmontant, âgée de quarante-deux ans, ayant toujours été bien réglée, menant une vie sédentaire, avait eu un engorgement squirrheux ulcéré de la lèvre antérieure du col utérin, qui nécessita une opération chirurgicale pratiquée par M. le docteur Jobert, à Saint-Louis, avec succès. Traitée depuis pour une ulcération de la totalité du col par M. le docteur Lisfranc avec un égal succès, elle fut prise d'une rechute huit mois après, époque où madame B... me fit appeler. Le toucher par le vagin et le rectum m'accusa une grande sensibilité de la totalité de l'utérus, qui me sembla hypertrophié, mais sans dureté appréciable; le spéculum introduit me démontra ensuite une ulcération granulée d'un rouge vif; le vagin était enduit de flueurs blanches sanguinolentes fort épaisses et très adhérentes. Cet état, joint aux commémoratifs, me parut fort grave. Je mis de suite en usage les saignées générales et locales, les bains de siége adoucissants, les cataplasmes injectés narcotico-émollients, les cataplasmes hypogastriques, etc., et en un mot toute la série des moyens calmants indiqués dans mes préliminaires; et après quinze jours, la douleur locale étant très obtuse, je cautérisai très légèrement avec mon caustique, sans occasionner la moindre douleur : trois fois je répétai cette opération à dix jours d'intervalle, et six semaines après madame B... était dans l'état le plus satisfaisant. Cependant elle se plaint toujours en marchant d'un poids qui la gêne, ce qui tient à un léger prolapsus de l'organe. Y aura-t-il rechute plus tard? Le temps seul pourra me l'apprendre.

5e *fait. Guérison.*

Madame D...., rue du faubourg Saint-

Martin, 92, âgée de vingt-quatre ans, tempérament sanguin, embonpoint assez prononcé, ayant toujours jouit d'une excellente santé, me fit appeler pour des pertes utérines qui duraient depuis onze mois et que des praticiens recommandables avaient pendant sept ou huit mois considérées comme dépendant du développement d'un faux germe; mais plus tard ils ne purent déterminer la cause de cette hémorrhagie persévérante, qu'ils combattirent en vain par divers moyens. Le spéculum introduit me montra le col de l'utérus parfaitement intact, mais un examen approfondi me fit reconnaître une altération dans la cavité de l'organe, que je combattis seulement par deux cautérisations pratiquées à une distance de huit jours; elles n'occasionnèrent aucune douleur et mirent fin à cette désolante affection. L'hémorrhagie utérine ayant été suspendue subitement par ce moyen je pratiquai deux légères saignées dans la quinzaine qui suivit. La menstruation s'est bien rétablie, et depuis huit mois la malade n'a cessé de jouir de la meilleure santé.

6ᵉ *fait. Guérison.*

Madame B...... rue de Provence, 58, âgée de quarante ans, était depuis six années atteinte d'hémorrhagies utérines que rien n'avait pu supprimer. Cette longue maladie avait détruit ses forces et profondément altéré sa santé : plusieurs médecins de mérite ayant été consultés à cette occasion, et notamment un de nos plus célèbres accoucheurs, émirent diverses opinions sur la cause probable de cette grave affection : dans le principe on crut à l'existence d'un faux germe, ensuite à celle d'un polype, d'un fongus, etc. Tout traitement ayant échoué pendant ce laps de six années, la malade me fit appeler, je reconnus comme dans le cas précédent une altération de la cavité utérine qui était évidemment ulcérée ; trois cautérisations non douloureuse, fut le seul moyen auquel j'eus recours dans une circonstance aussi désespérée, et il m'a suffit pour opérer une guérison complète en un mois. Depuis cette époque la menstruation a toujours été régulière et la santé s'est promptement rétablie.

7ᵉ *fait. Guérison.*

Madame L...... horlogère, rue du Faubourg-Montmartre, 73, éprouvait depuis quatre mois des pertes utérines avec douleurs lancinantes dans l'organe ; elle recevait depuis ce temps les soins d'un chirurgien distingué lorsqu'elle crut devoir prendre mes conseils : ayant soumis cette dame à un examen sévère au moyen du spéculum, je reconnus une ulcération centrale qui se déprimait dans la cavité utérine ; deux légères cautérisations et une saignée, jointes à la prescription du sirop oxigéné, suffirent pour rétablir la malade en sept semaines. Depuis plus d'un an que cette affection est guérie la santé de madame Leautaud n'a cessé d'être parfaite.

8e *fait. Guérison.*

Madame de C...., de Nantes, vint se confier à mes soins pour une maladie de l'utérus qui lui donnait de grandes inquiétudes ; cette dame, âgée de trente-deux ans environ, qui avait habituellement jouit d'une assez bonne santé et dont la menstruation avait toujours été régulière, ne savait à quoi attribuer *des douleurs de reins,* des élancements à la matrice ainsi que quelques épiphénomènes qui se rattachent ordinairement aux affections utérines, et qui la faisaient beaucoup souffrir. L'exploration de l'organe malade faite avec le doigt n'accusait qu'une légère sensibilité de cette partie ; mais l'inspection faite au moyen du spéculum mettait en évidence une ulcération assez étendue des deux lèvres du col utérin. M. de C..., son mari, à qui je fis voir cette plaie, en fut frappé. Je commençai par apaiser l'irritation au moyen de quelques bains généraux, d'injections, etc. Je pratiquai ensuite une première cautérisation qui ne fut nullement douleureuse, et après huit jours j'en observai le bon résultat; immédiatement j'en fis une seconde, dont les suites furent tout aussi satisfaisantes, et enfin dix jours après une troisième sur un seul point douteux ; mes moyens d'usage furent encore continués, et après deux mois et demi la guérison fut opérée : les bains sulfureux sont les moyens révulsifs auxquels j'ai donné la préférence, la malade étant nerveuse. — L'esprit de Mindérérus et quelques autres préparations calmantes de jusquiame et d'aconit sont les seuls médicaments internes que j'ai cru devoir mettre en usage.

Madame de C.... est repartie pour Nantes n'éprouvant plus que l'état nerveux qui persévère pendant plus ou moins de temps après ces maladies.

9e *fait Guérison.*

Madame de B****, du Hâvre, âgée de vingt-deux ans, vint à Paris me consulter pour une affection utérine dont les douleurs étaient si vives que cette dame se crut en proie à une maladie cancéreuse ; l'examen au toucher et avec le spéculum me démontra d'une part de la sensibilité, et de l'autre une légère ulcération centrale du col utérin. Je fis subir à madame de B**** le même traitement que dans le cas précédent, à l'exception que je n'eus recours qu'à deux légères cautérisations, qui suffirent pour faire disparaître une affection qui plus tard aurait pu devenir fort grave..

10ᵉ *fait.*

Madame C...., rue de Bellefond, âgée de quarante-quatre ans, ayant toujours été bien réglée, fut, il y a cinq ans, traitée pour une ulcération de l'utérus, par M. le docteur Lisfranc, qui, durant trois années, lui donna des soins auxquels succédèrent immédiatement ceux de M. le docteur Pauly, pendant deux ans. La maladie était rebelle, car elle nécessita plus de soixante cautérisations par le nitrate-acide de mercure dans ce laps de temps, sans pour cela céder à ce moyen, du reste combiné ou associé au traitement spécial de ce genre d'affection. Madame C...., fort inquiète sur sa position, réclama mes soins : l'examen que je fis avec le spéculum me démontra une vaste et profonde ulcération qui se prolongeait fort avant dans la cavité utérine ; le col de l'utérus était presque en totalité détruit, et ne formait plus qu'un véritable infundibulum ulcéré qui constituait la maladie. Je fis part à M. le docteur Pauly de la marche que je comptais suivre et des résultats que j'en attendais. Comme la partie ulcérée était peu douloureuse, sans autre préparation, je commençai à cautériser avec mon caustique, et à un intervalle de dix jours, quatre cautérisations furent renouvelées ; ce qui opéra une cicatrisation complète en moins de deux mois ; à chacune de ces opérations le caustique

fut porté, sans occasionner d'accidents dans l'intérieur de l'organe. Les mêmes moyens généraux
et locaux, indiqués dans les observations précédentes, ont été mis seuls en usage ; deux légers
moxas ont été placés au dessus de chaque aine
par le moyen de deux petits disques de pâte de
chlorure de zinc. La cure me paraît bien opérée,
et ma seule appréhension consiste maintenant
dans les phénomènes d'une menstruation régulière, mais abondante, et qui exige encore des
soins.

J'ai cru pouvoir me borner à ce nombre de
faits, qui m'a paru assez concluant en faveur de
ma méthode de traitement, car il m'a semblé
qu'un plus grand nombre ne pourrait que fati-
guer le lecteur sans rien ajouter à la confiance
qu'elle a dû, sans doute, lui inspirer.

POST-SCRIPTUM.

Pendant que ce volume était sous presse j'ai lu, non sans quelque surprise, dans le numéro de décembre 1835 du journal *des Connaissances medico-chirurgicales*, un article de M. le docteur Trousseau dans lequel il dit en parlant du chlorure de zinc, que *l'atrocité* des douleurs qu'il occasionne doit en proscrire l'usage. Ce mot d'atrocité est une véritable exagération qui doit diminuer beaucoup la confiance que l'on pourrait accorder à l'assertion de M. Trousseau; car, depuis douze années que je fais usage du chlorure de zinc, son action a été très bien supportée par quantité de malades : d'ailleurs qui ne sait que cette douleur varie selon la vitalité des tissus attaqués par le caustique, et que dans certaines conditions pathologiques tous les agents désorganisateurs ont des effets absolument identiques sous le rapport de la douleur : M. Trousseau se serait facilement convaincu de cette vérité s'il avait bien voulu faire des expériences plus nombreuses, avant de rejeter une méthode nouvelle dont il est, à son insu peut-être, depuis un an, le contradicteur plus consciencieux, j'aime à le croire, que véritablement éclairé en ce qui concerne la manière d'agir du chlorure de zinc.

Au surplus, loin d'admettre l'identité d'action thérapeutique des caustiques, ainsi que je l'ai annoncé dans cet ouvrage, en accordant au chlorure de zinc des propriétés éminentes qu'aucun autre caustique ne possède, je lui ai adjoint, (*voir* la deuxième partie de ce volume) dans certains cas, la pâte de Vienne, non pour exclure le chlorure de zinc, comme le fait M. Trousseau d'une manière si péremptoire, si absolue, mais pour hâter la cure et en effet diminuer aussi la douleur lorsque cela est possible.

Bien que dans certaines circonstances j'aide l'emploi du chlorure de zinc par une ou plusieurs applications du caustique de Vienne, toujours est-il que le premier de ces caustiques est le meilleur agent et le plus puissant modificateur que l'on puisse employer pour la guérison des cancers externes, et que si chez quelques malades il cause d'assez vives douleurs, il est contraire à la vérité d'affirmer que ces douleurs soient *atroces ;* d'ailleurs, lorsque son temps lui permettra de faire l'application de mon caustique modifié (*voir* la deuxième partie de ce volume) M. Trousseau apprendra que, dans tous les cas son action étant lente et progressive, il n'en résulte qu'une douleur peu vive et bien plus supportable que celle occasionnée par la pâte de Vienne, qui du reste, dans une multitude de circonstances graves, est reconnue impuissante par les praticiens qui l'ont expérimentée, et, peut encore, lorsque les tissus dégénérés avoisinent les os, atteindre ces derniers, quelque précaution que l'on prenne, et par là compromettre le salut des malades.